Antibiotic Resistant Bacteria
A Challenge to Modern Medicine

耐药性细菌
现代医学的挑战

原著 Sadhana Sagar　　Shilpa Kaistha　　Amar Jyoti Das　　Rajesh Kumar

主译 蔺国珍

中国科学技术出版社

·北 京·

图书在版编目（CIP）数据

耐药性细菌：现代医学的挑战 / (印) 萨达纳·萨加尔 (Sadhana Sagar) 等原著；蔺国珍主译 . — 北京：中国科学技术出版社，2023.7

书名原文：Antibiotic Resistant Bacteria: A Challenge to Modern Medicine

ISBN 978-7-5236-0241-6

Ⅰ . ①耐… Ⅱ . ①萨… ②蔺… Ⅲ . ①病原细菌—抗药性—研究 Ⅳ . ① R378

中国国家版本馆 CIP 数据核字 (2023) 第 084468 号

著作权合同登记号：01-2023-2720

策划编辑	黄维佳　于　雷
责任编辑	黄维佳
文字编辑	韩　放
装帧设计	佳木水轩
责任印制	李晓霖

出　　版	中国科学技术出版社
发　　行	中国科学技术出版社有限公司发行部
地　　址	北京市海淀区中关村南大街 16 号
邮　　编	100081
发行电话	010-62173865
传　　真	010-62179148
网　　址	http://www.cspbooks.com.cn

开　　本	787mm × 1092mm　1/16
字　　数	232 千字
印　　张	10
版　　次	2023 年 7 月第 1 版
印　　次	2023 年 7 月第 1 次印刷
印　　刷	北京盛通印刷股份有限公司
书　　号	ISBN 978-7-5236-0241-6/R·3099
定　　价	128.00 元

蔺国珍，中共党员，博士，西北民族大学教授，硕士研究生导师。从事科研与教育工作 18 年，讲授多门本科生和研究生课程，长期开展病原分子生物学、疫苗与诊断试剂研究。主持国家自然科学基金项目 2 项，其他各类项目 10 项，参与国家自然科学基金、国家支撑计划、甘肃省科技重大专项等各类项目 20 余项。获中华人民共和国教育部科学技术进步一等奖 1 项，甘肃省技术发明三等奖 1 项，兰州市技术发明奖 2 项。获授权国家发明专利 6 项。参编著作 4 部，发表学术论文 40 余篇。

内容提要

本书引进自 Springer 出版社，由多位国际知名微生物学专家联合编写，全面总结了耐药性细菌与抗生素的最新研究进展。作为 21 世纪全球关注的重点，多重耐药性已成为当前最紧迫的公共卫生问题之一。全书共 12 章，概要介绍了抗生素的发现、作用模式和耐药性细菌的产生，耐药性细菌的遗传与变异及其对农业、畜牧业和环境的影响；讨论了细菌耐药机制和耐药性的改变与消除策略；探讨并展望了减缓和控制耐药性细菌出现的一些创新性方法，如纳米疗法、噬菌体疗法和 CRISPR 基因编辑。本书内容简洁实用，阐释系统明了，并配有简明图表，既可供广大感染科医师及相关医务人员借鉴参考，亦可作为微生物学及临床药学相关教学及研究人员的参考读物。

Sadhana Sagar，于印度勒克瑙巴巴萨赫布·比姆拉奥·安贝德卡大学（中央大学）获得环境微生物学博士学位。目前在印度占西的拉尼·拉克希米·白中央农业大学担任教师，正在进行噬菌体介导的多重耐药细菌调控研究。其在许多知名期刊上发表了大量研究性和综述性论文，并在印度和国际会议上做了大量报告。

Shilpa Kaistha，于 2000 年在美国田纳西州诺克斯维尔市的田纳西大学获得微生物学博士学位。在坎普尔查特拉帕蒂大学生物科学与生物技术研究所微生物系担任教师 15 年，并积极追求她的教学梦想。其研究兴趣包括了解微生物生物膜在耐抗生素病原体及其生物防治、生物修复和病毒免疫病理学中的作用。主持了印度政府机构资助的多个研究项目。拥有超过 45 篇经同行评议的高被引国际期刊出版物（谷歌学术引用 1200 次以上，h 指数 20）和几部著作的章节。获得基石研讨会奖学金和 DAE 青年科学家研究奖等多种奖项。喜欢自然素描和摄影，并热切探索通过心灵冥想练习来扩展她的意识。

Amar Jyoti Das，是一位印度勒克瑙巴巴萨赫布·比姆拉奥·安贝德卡大学（中央大学）环境微生物学系攻读博士学位的学者。是环境微生物学理学硕士学位的双金牌获得者，并获得 DST 奖励（JRF & SRF）攻读博士学位。他的研究兴趣包括环境微生物学、工业微生物学、植物 - 微生物相互作用和非生物胁迫管理。在知名期刊上发表了大量的研究性和综述性论文。曾在许多印度和国际会议与研讨会上获得最佳演讲奖和最佳工作奖。

Rajesh Kumar，于印度新德里著名农业研究所获得微生物学博士学位，担任印度勒克瑙巴巴萨赫布·比姆拉奥·安贝德卡大学（中央大学）微生物学教授和系主任，拥有 18 年的教学和研究经验。在此之前曾担任纳米科学和纳米技术专业副教授和协调员。2011 年加入该大学前，曾在印度潘特纳加尔的潘特农业与技术大学微生物学系工作 11 年。目前，作为负责人之一，他在食品微生物学与毒理学、工业微生物学和环境微生物学系成功开设了 5 年制的综合基础科学课程。曾讲授微生物学方面的各种 PG 课程，并获得著名的印度国家科学院访问奖学金、高级研究奖学金和青年科学家奖学金。他指导了十几名研究生，这些学生在各种组织和大学中都有良好的发展。其研究兴趣包括植物 - 微生物相互作用、非生物胁迫管理以及环境监测免疫和纳米传感器开发。在印度和国际知名期刊上发表了大量的研究性和综述性论文，并于 2018 年在 Springer 系列中撰写了一部有关生物表面活性剂的著作，并在会议上发表了许多演讲。他是 Elsevier、Springer 和 Wiley 等众多出版集团旗下知名国际期刊的审稿人。2016 年，在泰国曼谷卡萨特大学利用反向胶束工艺合成纳米材料的工作而被授予年度创新者。

译者前言

　　抗生素是人类 20 世纪最伟大的发现之一，因为抗生素的临床应用大大延长了人类寿命。但随着抗生素的广泛应用，特别是滥用情况的增多，耐药菌不断出现并在全球流行。迄今为止，既不存在无耐药菌的抗生素，也不存在对抗生素完全敏感的细菌。当我们自豪地回首 20 世纪所取得的科学成就，憧憬 21 世纪美好未来的时候，却发现在抗感染领域威胁人类的重大感染性疾病尚未得到控制，新的感染性疾病仍在不断出现。有些生命垂危的患者被紧急送到医院却面临着无药可用（所有常用抗生素都不起作用）的境地，这不是幻想，而是已经真实发生的惨痛现实。多重耐药菌的出现及其快速传播使人类正面临一场难以想象的公共卫生危机。

　　译者在多年的高校细菌学教学和耐药性相关研究中，对耐药性细菌及其造成的严重危机有着较为深入和全面的认识，并积累了较丰富的资料，本想归纳总结以著作的形式呈现给大家，却在拜读了 Sadhana Sagar 所著的这部 *Antibiotic Resistant Bacteria: A Challenge to Modern Medicine* 后，决定翻译出版此书的中文版。原因有三：一是本书由多位国际知名微生物学专家联合编写，全面系统地总结了耐药性细菌与抗生素的最新研究进展；二是本书内容实用，图表简洁，阐释系统，易于理解；三是本书的读者受众较广，可供广大感染科医师及相关医务人员借鉴参考，亦可作为微生物学、临床药学、动物医学、食品科学等相关教学及研究人员的参考读物。

　　本书的出版得到了国家自然科学基金项目（No. 32260882）、细胞基质疫苗关键技术与产业化教育部工程研究中心、生物工程甘肃省特色学科的支持。在本书翻译过程中，得到了马忠仁教授、杨具田教授、臧荣鑫教授、柏家林教授和乔自林正高级实验师等多位学者前辈和专业同行的支持和鼓励，以及中国科学技术出版社的支持与帮助，在此一并感谢！

　　本书的中译本从最开始的有意翻译到正式付梓，历时近两载，我们在忠于原著的基础上，兼顾中文表述习惯，以期更适合国内读者阅读。由于中外术语规范及语言表达习惯有所不同，中文翻译版中可能遗有一些疏漏或欠妥之处，敬请各位读者批评指正。

西北民族大学　蔺国珍

大自然将细菌设计得很出色，使其有潜力挑战地球上最聪明的生物（人类）。细菌是动态且多功能的，可以适应任何复杂的环境。它们已获得各种机制，足以挑战目前可用的抗生素。针对细菌的多种耐药机制，在书中我们进行了讨论，如外排泵、膜通透性的改变、外膜囊泡的形成、SOS 反应等。很多危及生命的疾病都是这种动态的微小生物体造成的。它们紧扼公众健康，挑战现代药物，众所周知多重耐药性是当前医生面临的非常紧迫的问题。人们广泛接受的观点是，目前可用的抗生素并不能控制多重耐药菌。曾经有一段时间，青霉素是一种能挽救生命的药物，但很快这一状况就被多重耐药菌打破了。根据联合国秘书长的说法，尽管为了对抗这类耐药性病原体，我们已经采取了许多措施，但细菌耐药性仍是当前公共卫生受到的"根本威胁"。就这一方面，书中描述了从前抗生素时代到现代医学实践的各个方面，还讨论了古代的医疗实践，如拔火罐、放血技术，以及对抗传染性病原体的方法。药物的发明创新已然取代了曾经医学史上的原始疗法，为现代医学开辟了道路。然而，耐药菌株的出现对药物疗效造成了严重破坏。因此，书中对所有关于抗生素的发现、目前可用的抗生素和那些正在开展临床试验的抗生素均有所介绍，对噬菌体治疗、纳米治疗和 CRISPR 基因编辑等现代技术也做了详细阐述。

Sadhana Sagar

Jhansi, Uttar Pradesh, India

Shilpa Kaistha

Kanpur, Uttar Pradesh, India

Amar Jyoti Das

Lucknow, Uttar Pradesh, India

Rajesh Kumar

Lucknow, Uttar Pradesh, India

致　谢

感谢 Springer 出版社，给我们这样好的机会撰写了一部关于当前全球健康问题的书。还要感谢 Anita Puyam 和 Sunaina，他们在撰写本书的过程中提供了很多帮助。Sunaina 为本书制作图片提供了很好的建议。为此，我们已经讨论了很多有关动物病原体和抗生素的问题。谢谢你们，亲爱的 Anita 和 Sunaina 创造了一个有利的环境，从容地讨论微生物世界未被触及的领域。感谢大家不懈的努力和支持。

感谢我母亲的支持和爱。这段时期，我的压力很大，她做了很多努力，让我能够很好地集中精力工作。

Sadhana Sagar

感谢 Springer 出版社为我提供了撰写本书的机会。

Shilpa Kaistha

感谢我的家人和朋友。非常感谢 Springer 出版社及编辑提供的帮助。

Amar Jyoti Das

非常感谢 Springer 出版社及编辑提供的帮助。

Rajesh Kumar

目　录

第 1 章　抗生素的发现时代 …………………………………………………… 001

第 2 章　抗生素发现后耐药微生物的快速出现 …………………………… 013

第 3 章　21 世纪的先进抗生素 …………………………………………… 027

第 4 章　耐药性：在不同细菌中的作用模式 ……………………………… 039

第 5 章　耐药性细菌对农业、畜牧业和环境的影响 ……………………… 049

第 6 章　细菌固有性耐药机制 …………………………………………… 058

第 7 章　细菌获得性耐药机制 …………………………………………… 073

第 8 章　化学介导的抗生素改变 ………………………………………… 087

第 9 章　利用遗传学方法消除耐药性 …………………………………… 107

第 10 章　纳米技术：21 世纪控制耐药性细菌的方法 ………………… 114

第 11 章　噬菌体：控制耐药性细菌的新希望 ………………………… 129

第 12 章　CRISPR 在逆转耐药性中的作用及其前景与设想 ………………… 139

第1章 抗生素的发现时代
Era of Antibiotic Discovery

摘 要

前抗生素时代受到了致命微生物的可怕威胁。当时的治疗过程非常痛苦，人们没有办法从传染性微生物中解脱出来。幸运的是，医学领域在 19 世纪有了进步，传染病的发生得到控制。除此之外，抗生素的发现取代了古老的医疗实践，并带来了更好地生活的希望。在此，本章中我们讨论了医学发展史、抗生素的发现及其医学现状。

我们每天都受到所在环境中过多微生物的挑战。抗生素的发现是在对抗传染性微生物的斗争中众所取得的重要成就。这一成就很快被医疗从业人员应用在对抗由病原体引起的无数疾病方面。然而，在前抗生素时代人类却遭受了严重的疾病折磨，人类历史充满着致命性疾病的印记，如天花、水痘、小儿麻痹症、伤寒、霍乱、白喉、肺结核等（CDC，2016）。

一、可怕的医学史

尽管感染在古代是可以治愈的，但在 19 世纪早期还缺乏先进的技术；当时有两种流行的疗法，即放血和拔火罐（Parapia，2008）（图 1-1）。放血疗法早在公元前 1000 年就被埃及人广泛应用于医学，直到 20 世纪中叶，它一直存在于医疗实践中，这是一种众所周知的控制感染优选技术。根据 Osler 的书，放血曾被用来治疗肺炎和其他感染。当时，人们猜测感染可能来自血液；因此，一些病痛患者的血液被抽去。在阿拉伯传统医学中他们使用放血疗法。它是由阿拉伯医生实践的，很快便在中东和欧洲推广使用（Strepellone，1986）。他们建议选择合适的时间放血；满月期间不允许进行，而且应该有从北到南的风向（Strepellone，1986）。在感染部位，他们对出血的确切位置非常了解。人们相信放血有助于控制天花和

前抗生素时代的疾病控制技术

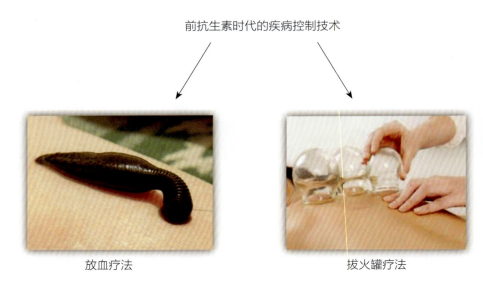

放血疗法　　　　　　　　　　　　　　　拔火罐疗法

▲ 图 1-1　前抗生素时代控制感染的流行技术

引自 Jemma15.https://herbologymanchester.wordpress.com/tag/bloodletting（2019 年 12 月 10 日访问；Du, 2017）

淋病（Turk and Allen, 1983）。流行的放血法有两种：①普遍方法，即静脉和动脉切开术；②局部方法，及配合拔火罐和水蛭疗法使用。

二、古代医学中的放血和拔火罐技术

放血时，使用药用水蛭（*Hirudo medicinalis*）。水蛭在医学上的应用是由 Francois Broussais 博士（1772—1838 年）发现的。他认为水蛭能分泌一些特殊类型的化学物质，如透明质酸酶、纤维蛋白酶、蛋白酶抑制剂和水蛭素，这些物质可积极参与抗凝过程（Greenstone, 2010），并通过减少静脉充血来防止组织坏死。

拔火罐被很好地应用于治疗感染。它是在玻璃杯的帮助下创造了真空，阻断小血管。这种技术在埃及很流行，也在中国的医疗实践中得到了广泛应用。它的起源存在争议，还没有合适的证据表明这种技术起源于哪里。拔火罐用于治疗发热、疼痛、眩晕、月经失调、食欲不振和愈合。现代医学之父 Hippocrates 提倡拔火罐治疗各种疾病，希腊医生采用强吸拔罐进行脊柱对齐和椎体恢复。此外，中国已经在手术中实施了这种技术，以限制手术部位的过度出血。在 20 世纪 50 年代，拔火罐治疗的临床疗效最终由中国和苏联合作定义。从那时起，在中国这种疗法作为一种传统医学技术被广泛采用。拔火罐不仅局限于中国和欧洲国家，也被许多美国和阿拉伯国家所采用。到 19 世纪末，由于现代科学方法的建立，拔火罐在医疗实践中受到了限制。

三、古代医学中模糊的化学疗法

早些时候，天然存在的化合物被用于控制感染和治愈伤口。这些化学品曾在美国内战期间被医务人员用来控制感染。最常用的化学物质，如局部碘、溴和含汞化合物，被准确地用于控制坏疽。这些药物中，溴是最常用的处方药，但它在静脉注射和局部应用时非常痛苦。

尽管如此，这些化学物质却非常有效。但，除了杀死微生物细胞，它们也会损伤人体细胞。例如，汞在 1363—1910 年曾被用于医学，它对于控制梅毒感染非常有帮助，但已经证明它也会损害肾脏，破坏黏膜，最终导致细胞死亡。

胂凡纳明是砷的衍生物（图 1-2），于 20 世纪早期一直被使用。它被证明是一种有效药物，尽管伴随着对肾脏和神经元的一些严重不良反应（Sharma and Prasad, 2017）。幸运的是，在 1943 年，青霉素被用于药物，它取代了这些治疗和补救措施，成为梅毒所有阶段的一线治疗方法。此外，各种草药已经被探索用于控制微生物感染，但不幸的是，很少有草药通过对照临床试验评估。

四、第一次世界大战一瞥

第一次世界大战（WWI，1914—1918 年）是历史上一场巨大的国际冲突，当时美国对德国宣战。但第一次世界大战也伴随着新技术的发展，特别是在武器和现代医疗工具的发展领域（Nodjimbadem, 2018）。然而在新技术发展的同时，医疗实践也受到多种病原体的挑战（Eardley et al, 2011）。对传染性微生物的信息不足和抗生素的供应有限被证明是欧洲军队的灾难（Manring et al, 2009）。欧洲军队受到破伤风梭菌的挑战，这种破伤风疾病的病原体导致了士兵的死亡（Cameron, 1907; Fleming, 1915）。用现有的抗生素控制破伤风梭菌引起的感染非常困难。然而，一些可用的防腐剂，如二氯化物、苯酚、碘等，可用来控制致命性病原体。此外，还引入了次氯酸钠溶液来处理致命性病原体。与此同时，美国军队演示了在手术中使用笑气（氧化亚氮）。当时，在药物中引入笑气遭到了嘲笑，但在霍金斯（Hodgins）小姐的要求下，他们将其应用到一个做了长时间神经手术的患者身上。防腐剂和麻醉剂挽救了士兵们的生命。

当时非常需要良好的环境卫生和个人卫生条件，以控制两军在军事医院住宿点的感染传播。卫生条件差的士兵感染斑疹伤寒等一系列传染病的风险很高。在第一次世界大战期间，控制斑疹伤寒（也称为战壕热）只能通过采用适当的卫生措施和现有的抗菌化合物来实现。

在 20 世纪初，吖啶黄被引入医疗实践；它是 1912 年德国科学家从煤焦油中提取出的一种防腐剂（图 1-3），被局部施用以控制感染。此外，它被用于治疗尿路感染和淋病感染，

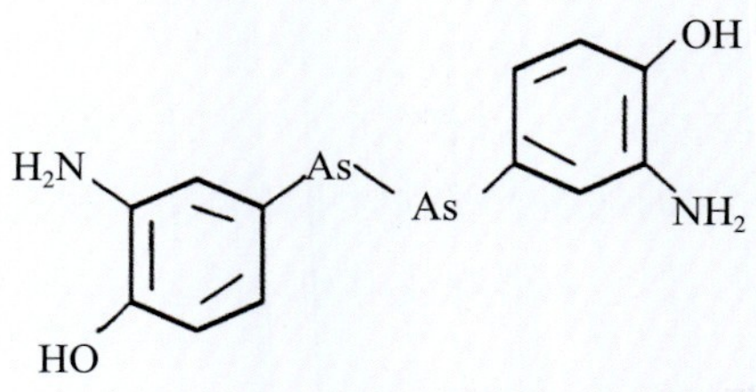

▲ 图 1-2　胂凡纳明的化学结构

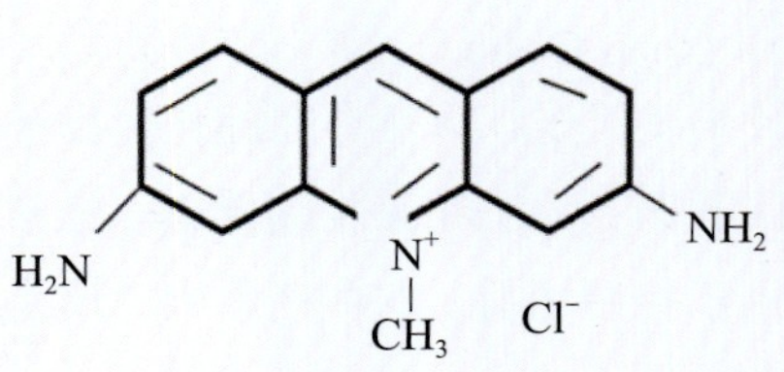

▲ 图 1-3　吖啶黄的化学结构

直到 20 世纪 40 年代才被青霉素取代。吖啶黄具有抗病毒和抗菌特性（Condie, 2016）。

在发现抗生素之前，已经发现了几种抗菌化合物，其中的大部分已经在本章前面讨论过了。在 20 世纪早期，Paul Ehrlich 发现了一种化合物，它成功地根除了梅毒螺旋体，这是梅毒的病原体。化疗这个术语也是由 Paul Ehrlich（Aminov, 2009）创造的，他还引入了胂凡纳明。青霉素的发现限制了其他抗生素的使用范围。尽管其他抗生素如油染料的衍生物也在使用，它是由 Gerhard Domagk 发现的，如偶氮磺胺，他在 1939 年因这奇妙的发现获得了诺贝尔生理学或医学奖（图 1-4）。

但他无法解释偶氮磺胺的体外作用机制。1935 年，一位法国科学家发现了偶氮磺胺的活性部分——磺胺。除了磺胺的发现，其他衍生物在接下来的几年里也进入了市场。在发现偶氮磺胺之后，青霉素被发现了。胂凡纳明、偶氮磺胺和青霉素三种抗生素的发现为未来的药物奠定了基础。1950—1970 年被称为抗生素发展的黄金时代。

五、现代医疗实践的基础

抗生素可能对细菌有抑制作用。"抗生素"一词是 Vuillemin 在 1980 年提出的；在他的研究中，他观察了两种微生物之间的拮抗机制（Vuillemin, 1980）。后来，抗生素这个术

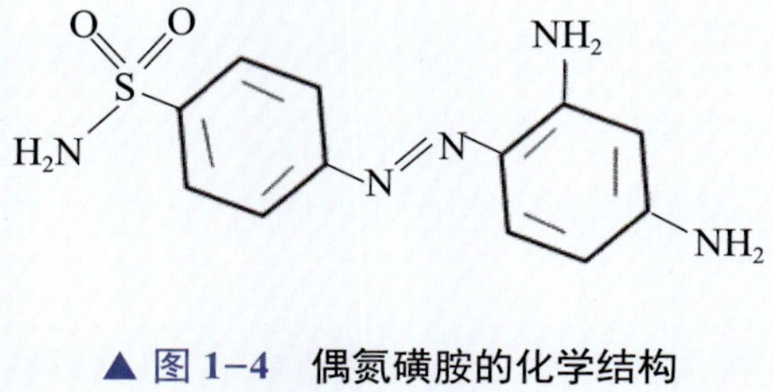

▲ 图 1-4　偶氮磺胺的化学结构

语被研究人员用来描述一种微生物分泌的可以对抗细菌的代谢物。第一个天然抗生素是 Bartolomeo Gosio 于 1893 年报道的霉酚酸（Gosio, 1893）。是他在研究糙皮病时从青霉菌中提取的。Gosio 提出霉酚酸具有抗菌、抗真菌、抗病毒、抗银屑病和抗肿瘤活性（Gosio, 1893）。然而，霉酚酸并没有被 FDA 宣布为抗生素，尽管它被证明是一种免疫抑制药。

六、第二次世界大战与抗生素在现代医学中的应用

第二次世界大战改变了医疗从业者的态度。当时，非常需要有高效的治疗方法来治疗烧伤感染和损伤（Mailer and Mason, 2015）。尽管如此，青霉素还是被发现了，但它并没有被引入药物。20 世纪 30 年代，美国的一位真菌学家对特异青霉和红色青霉进行了鉴定，以确定它们是否属于霉菌（图 1–5）。这个名字是 Thom 在确认后给出的。然而，为了控制革兰阳性感染源，迫切需要这类药物。对青霉素的高需求迫使制药公司进行批量生产；因此，美国有 39 家药品实验室专注于批量生产青霉素。

皮奥里亚北部地区研究实验室受雇通过自然发酵工艺中生产青霉素，这项工作由 Florey 和 Heatley 监督。在实验室中，用玉米浆用生产青霉素。该液为良好营养培养基来源，可用于批量生产青霉素（Mailer and Mason, 2015）。在日本突袭美国夏威夷群岛的海军基地珍珠港后，由于战争使得抗生素的需求很大。

当时急需抗生素来治疗士兵的伤口感染。这就需要一种高效的抗生素生产菌株来满足抗生素的需求。Mary 发现了具有抗菌活性的产黄青霉的模式菌，因此非常满足医疗实践者的需求。此外，这一发现提高了生产速率，产品（药物）仅在英国和其他盟国可用（Mailer and Mason, 2015）。

这一创新性的发现伴随着皮奥里亚的科学家与坚持保护产权的制药公司（主要是默克

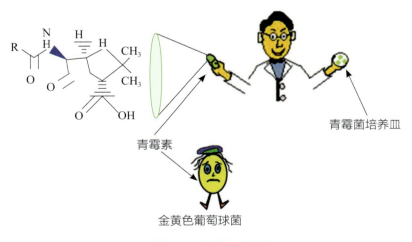

青霉素

青霉菌培养皿

金黄色葡萄球菌

▲ 图 1–5　青霉素的发现

公司、查尔斯辉瑞公司，E. R. 施贵宝父子公司和雅培公司）之间的冲突，前者对信息的披露持强烈意见。青霉素首先在一名军事飞行员身上进行了测试，并在患有慢性细菌感染的士兵身上进行了一项研究。早些时候，青霉素的使用仅限于美国和盟国军队，但后来，所有国家都可以使用。非常感谢科学家及其工作人员，以及伊利诺伊州的农场和众多制药公司，他们为大规模合成这种药物和商业化做出了努力（Mailer and Mason, 2015）。

七、抗生素的发现及其在对抗病原体中的作用

细菌和病原体之间的联系在 19 世纪被发现，但由于缺乏适当的药物，死亡率非常高。与此同时，人们也试图通过传统方法来控制这种感染，如本章前面提到的放血和拔罐疗法。幸好新的防腐剂被纳入了医疗实践。在第一次和第二次世界大战期间，当传统医疗方法在控制感染方面失败时，这种抗菌剂急需挽救受伤士兵的生命。幸运的是，在第二次世界大战期间，人们发现了青霉素，并成功地应用于受伤士兵身上。青霉素这颗"神奇的子弹"在拯救几名士兵和平民的生命中发挥了至关重要的作用。这种神奇药物的发现只是一个偶然事件，它是医学史上的一个重大发现（Wong, 2003）。青霉素是由亚历山大·弗莱明发现的，他当时是圣玛丽医院的细菌学家（Macfarlane, 1984）。他有坚实的细菌学知识，发现了溶菌酶。在溶菌酶的发现背后，有人推测可能是在他的实验过程中，一种鼻腔分泌物落在细菌培养物溶壁微球菌上，导致细胞裂解（Wong, 2003）。我们知道，鼻分泌物中含有大量的溶菌酶。此外，弗莱明还做了关于溶菌酶的一系列实验。他花了几年时间，使用各种抗菌化合物来研究葡萄球菌。有一次他离开了很长一段时间，把培养物留在培养皿上。回来后，他发现培养皿中有不同类型的微生物生长，这明显抑制了细菌的生长。他向其他合作者谈论了这种现象，但他们并不相信弗莱明的判断。他进一步分离了这种新培养物，并将其送到真菌学家那里进行鉴定。结果，该微生物被鉴定为青霉菌，弗莱明就将具有抑制活性的次级化合物命名为青霉素。他的发现发表于 1929 年，名为《关于青霉菌培养物的抗菌作用，特别是关于它们在分离乙型流感中的应用》。20 世纪 30 年代末，来自牛津大学的两位科学家开始研究从霉菌和其他微生物中提取的抗菌物质。他们在研究中获得了弗莱明的原始菌株。此外，他们还开发了一种生产青霉素的工艺。弗莱明对他患有脑膜炎样症状的朋友第一次使用了青霉素来治疗。然而，这是青霉素首次用于人类，它之前曾用于猫，但猫在试验后死亡（Amyes, 2001）。幸运的是，弗莱明的朋友很快就康复了，这个消息立即被《时代》期刊获悉，并在 1942 年 8 月 27 日发表了一篇文章（Amyes, 2001）。第二次世界大战的爆发引起了临床医生对青霉素的关注；英美青霉素合作项目在当时启动，并成功挽救了前线战士的生命（Nicolaou and Rigol, 2018）。此外，青霉素也可供公众使用。同年，Dorothy Crowfoot Hodgkin 通过 X 线晶体学分析阐明了青霉素的晶体结构（Hodgkin, 1949）。他宣布青霉素是天然抗生素 β– 内酰胺家族的第一个成员。1957 年 John Sheehan 报

道了青霉素合成的完整途径（Sheehan and Henery-Logan, 1957）。他宣称，青霉素的合成包括五个步骤和作用方式。还观察到，其他同胞通过抑制丝氨酸 D- 丙烯酰 –D- 丙氨酸羧肽酶用作杀菌剂，该酶是一种负责合成细菌细胞壁肽聚糖层的酶（Nicolaou and Rigol, 2018）（图 1-6）。在发现青霉素后，又发现了几种新的抗生素（表 1-1）。根据抗生素的作用方式、光谱和对细菌的作用对其进行分类。广谱抗生素是指那些对革兰阴性菌、革兰阳性菌、立克次体和衣原体都有效的抗生素。抗生素在自然界中具有杀菌和抑菌作用。杀菌抗生素是指那些能杀死细菌细胞的抗生素，而抑菌抗生素则是能限制细菌生长的抗生素。杀菌和抑菌活性都取决于抗生素的剂量和持续时间。抗生素的作用方式基本上是以杀死细菌细胞为机理的（表 1-1）。

八、细菌病原体高于人类

青霉素被证明是 20 世纪的一种标志性药物，它挽救了许多生命，改变了传统医疗实践模式。临床医生使用青霉素治疗各种细菌感染，不需要固定剂量和特异性微生物学分析。尽管医生们成功地控制了许多细菌感染，然而这个黄金时代很快就结束了，因为对抗生素的应用认识不够，抗生素的无限供应，以及缺乏新型抗生素的发现。虽然有许多新的抗生素被发现，但这都属于已存在的抗生素类型。此外，细菌已经进化出了对现有青霉素的耐药机制（Amyes, 2001）。据报道，超过 50% 的金黄色葡萄球菌在第二次世界大战后对青霉素产生了耐药性（Amyes, 2001）。因此，由于耐药性超级细菌的出现，20 世纪的重大发现很快就失去了它的魅力。当致命的超级细菌成为人们关注的焦点时，研究人员将注意力转移到寻找耐药性出现的根源上。对这些超级细菌的主要担忧是它们是如何出现的？耐药性细菌是在青霉素发现后出现的。Abraham 和 Chain 公司在 1940 年首次报道了大肠杆

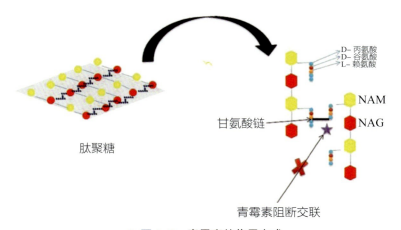

▲ 图 1-6 **青霉素的作用方式**

NAM. N- 乙酰胞壁酸；NAG. N- 乙酰葡萄糖胺

序号	抗生素名称	发现年份	作用方式	发现人名字	药物谱	对细菌的作用	参考文献
				表 1–1　抗生素的发现			
1	青霉素	1928	抑制细胞壁合成	Alexander Fleming	窄谱药物	杀菌	Fleming, 1942
2	磺胺类药	1932	与 PABA 竞争	Gerhard Domagk	广谱药物	抑菌	Henry, 1943
3	短杆菌肽	1939	抑制荚膜 / 抑制自由基形成	René J. Dubos	窄谱药物	抑菌	Dubos, 1939
4	链霉素	1942	抑制蛋白质合成（30S 亚基）	Selman Waksman, Albert Schatz and Elizabeth Bugie	广谱药物	杀菌	Williamson, 1957
5	杆菌肽	1943	抑制细胞壁合成（肽聚糖）	John T. Goorley	广谱药物	抑菌	Smith and Weinberg, 1962
6	头孢菌素类	1945	抑制细胞壁合成	Giuseppe Brotzu	广谱药物	杀菌	Abraham, 1979
7	氯霉素	1947	抑制蛋白质合成（50S 亚基）	Jay Ehrlich	广谱药物	抑菌	Bergmann and Siche, 1952
8	金霉素	1947	抑制蛋白质合成（与 tRNA 结合）	Benjamin Minge Duggar	广谱药物	抑菌	Benbough and Morrison, 1965
9	新霉素	1949	抑制蛋白质合成	Selman Waksman	窄谱药物	杀菌	Kile et al, 1952
10	土霉素	1950	抑制蛋白质合成（30S 亚基）	Wiadomosci Lekarskie	窄谱药物	抑菌	Olszewska, 2006
11	红霉素	1952	抑制蛋白质合成（50S 亚基）	McGuire	广谱药物	抑菌或杀菌	McGuire et al, 1952
12	万古霉素	1956	抑制细胞壁合成	Earl B. Herr (Eli Lilly and Company)	窄谱药物	抑菌	Schullian, 1973
13	卡那霉素	1957	抑制蛋白质合成（30S 亚基）	Hamao Umezawa	广谱药物	杀菌	Umezawa, 1958

（续表）

序号	抗生素名称	发现年份	作用方式	发现人名字	药物谱	对细菌的作用	参考文献
14	甲氧西林	1960	抑制细胞壁合成	Beecham	窄谱药物	杀菌	Rozgonyi et al, 1976
15	氨苄西林	1961	抑制细胞壁合成	Alexander Fleming	广谱药物	杀菌	Kaye et al, 1965
16	奇霉素	1961	抑制蛋白质合成	NA	广谱药物	杀菌	Holloway, 1982
17	庆大霉素	1963	抑制蛋白质合成（30S 亚基）	Selman Waksman, Albert Schatz and Elizabeth Bugie	广谱药物	杀菌	Spencer, 1998
18	头孢菌素	1964	抑制细胞壁合成	Giuseppe Brotzu	广谱药物	杀菌	Cahn et al, 1974
19	克林霉素	1967	抑制核糖体易位	NA	广谱药物	抑菌	Dillon and Derrick, 1975
20	利福平	1971	抑制细菌依赖 DNA 的 RNA 合成	Sensi	广谱药物	杀菌	Sensi, 1983
21	妥布霉素	1971	抑制蛋白质合成（30S 亚基）	Thompson and Presti	广谱药物	杀菌	
22	头霉素	1972	抑制细胞壁合成（通过抑制黏肽）	Miller, Stapley and Chaiet	广谱药物	杀菌	Stapley et al, 1972
23	米诺环素	1972	抑制蛋白质合成（30S 亚基）	Lederle Laboratories	广谱药物	杀菌	Saivin and Houin, 1988
24	阿米卡星	1976	抑制蛋白质合成（30S 亚基）	Bristol Banyu	窄谱药物	杀菌	Kawaguchi, 1976
25	阿莫西林克拉维酸	1984	抑制 β - 内酰胺	Reading 和 Cole	广谱药物	杀菌	Staniforth et al, 1983

NA. 不可用

菌耐药菌株。1942 年报道耐青霉素金黄色葡萄球菌（Rammelkamp and Maxon, 1942）。很快到 1960 年，80% 的金黄色葡萄球菌对青霉素产生了耐药性（Lowy, 2003）。第二代半合成抗生素甲氧西林的引入暂停了耐药性细菌的传播，但很快金黄色葡萄球菌又进化出了对甲氧西林抗生素的耐药性机制（Hartman and Tomasz, 1981）。并且在接下来的 20 年里，耐甲氧西林的金黄色葡萄球菌（MRSA）很快在美国流行起来；据报道，在 29% 的住院患者感染中存在这种现象（Panlilio et al, 1992）。但这并没有就此结束，青霉素耐药性细菌开始在全球传播。根据一份报告，MRSA、耐青霉素的肺炎链球菌和淋球菌于 1967 年开始传播（Lind, 1997）。虽然在药物中引入了新的抗生素来控制耐药性细菌，但仍无济于事。与此同时，其他几种替代方案开始发挥作用，如噬菌体（Sagar et al, 2017）和纳米颗粒疗法（Das et al, 2016; Singh et al, 2014; Parashar et al, 2011）。但由于有关其药代动力学的信息有限，这些抗菌剂并没有被医生完全采用。因此，为了对付致命的病原体，他们不得不依赖于传统的治疗方法。

参考文献

[1] Abraham EP(1979) A glimpse of the early history of the cephalosporins. Rev Infect Dis 1(1):99-105

[2] Aminov RI(2009) The role of antibiotics and antibiotic resistance in nature. Environ Microbiol 11(12):2970-2988

[3] Amyes SG(2001) Magic bullets, lost horizons: the rise and fall of antibiotics. CRC Press, Boca Raton, pp 35-36

[4] Benbough J, Morrison GA(1965) Bacteriostatic actions of some tetracyclines. J Pharm Pharmacol 17(7):409-422

[5] Bergmann ED, Sicher S(1952) Mode of action of chloramphenicol. Nature 170(4335):931

[6] Cahn MM, Levy EJ, Actor P, Pauls JF(1974) Comparative serum levels and urinary recovery of cefazolin, cephaloridine, and cephalothin in man. J Clin Pharmacol 14:61-66

[7] Cameron HC(1907) Lord Lister and the evolution of wound treatment during the last forty years: being the James Watson lectures delivered at the faculty of physicians and surgeons of Glasgow in February, 1906. Br Med J 1(2414):789

[8] CDC, National Centre for Health Statistics. Life Expectancy(2016). https://www.cdc.gov/nchs/ fastats/life-expectancy.html. Accessed on 18 Dec 2018

[9] Condie B(2016) World War One antiseptic may become 21st century savior. https://cosmosmagazine. com/biology/world-war-one-antiseptic-may-become-21st-century-saviour, News Biology. Access on 13 July 2018

[10] Das AJ, Kumar R, Goutam SP, Sagar SS(2016) Sunlight irradiation induced synthesis of silver nanoparticles using glycolipid bio-surfactant and exploring the antibacterial activity. J Bioeng Biomed Sci 6:1-5

[11] Dillon HC, Derrick CW(1975) Clinical experience with clindamycin hydrochloride: I. treatment of streptococcal and mixed streptococcal-staphylococcal skin infections. Pediatrics 55(2):205-212

[12] Du(2017) https://thedoctorweighsin.com/how-cupping-therapy-works-and-who-it-helps/. Accessed on 10 Dec 2019

[13] Dubos RJ(1939) Studies on a bactericidal agent extracted from a soil bacillus: I. preparation of the agent. Its activity in vitro. J Exp Med 70(1):1

[14] Eardley WGP, Brown KV, Bonner TJ, Green AD, Clasper JC(2011) Infection in conflict wounded. Philos Trans R Soc B: Biol Sci 366(1562):204-218

[15] Fleming A(1915) On the bacteriology of septic wounds. Lancet 186(4803):638-643

[16] Fleming(1942). https://cosmosmagazine.com/biology/world-war-one-antiseptic-may-become-21st-century-saviour. News Biology 28 November 2016. Access on 13 July 2018

[17] Gosio B(1893) Contributo all'etiologia della pellagra. Ricerche chimiche e batteriologiche sulle alterazioni del mais. G R Accad Med Torino 61:484-487

[18] Greenstone G(2010) The history of bloodletting. BC Med J 52(1):12-14

[19] Hartman B, Tomasz A(1981) Altered penicillin-binding proteins in methicillin-resistant strains of Staphylococcus aureus. Antimicrob Agents Chemother 19(5):726-735

[20] Henry RJ(1943) The mode of action of sulfonamides. Bacteriol Rev 7(4):175

[21] Hodgkin DC(1949) The X-ray analysis of the structure of penicillin. Adv Sci 6(22):85-89

[22] Holloway WJ(1982) Spectinomycin. Med Clin North Am 66(1):169-173

[23] Kawaguchi H(1976) Discovery, chemistry, and activity of amikacin. J Infect Dis 134(Suppl 2):S242-S248

[24] Kaye D, Hurley JR, Lewis WM, Shinefield HR(1965) Treatment of urinary tract infection with ampicillin. Arch Intern Med 115(5):575-579

[25] Kile RL, Rockwell EM, Schwarz J(1952) Use of neomycin in dermatology. J Am Med Assoc 148(5):339-343

[26] Lind I(1997) Antimicrobial resistance in Neisseria gonorrhoeae. Clin Infect Dis 24(1): S93-S97

[27] Lowy FD(2003) Antimicrobial resistance: the example of Staphylococcus aureus. J Clin Invest 111(9):1265-1273

[28] Macfarlane G(1984) Alexander Fleming, the man and the myth. Harvard University Press, Cambridge

[29] Mailer JS, Mason B(2015) Penicillin: medicine's wartime wonder drug and its production at Peoria, Illinois. Illinois Periodicals Online

[30] Manring MM, Hawk A, Calhoun JH, Andersen RC(2009) Treatment of war wounds: a historical review. Clin Orthop Relat Res 467(8):2168-2191

[31] McGuire JM, Bunch RL, Anderson RC, Boaz HE, Flynn EH, Powell HM, Smith JW(1952) Ilotycin, a new antibiotic. Antibiot Chemother(Northfield, Ill) 2(6):281-283

[32] Nicolaou KC, Rigol S(2018) A brief history of antibiotics and select advances in their synthesis. J Antibiot 71(2):153

[33] Nodjimbadem K(2018). https://www.smithsonianmag. com/smithsonian-institution/how- worldwar-i-impacted-modern-medicine-180962623. Access on 13 July 2018

[34] Olszewska M(2006) Oxytetracycline-mechanism of action and application in skin diseases. Wiad Lek(Warsaw, Poland: 1960) 59(11-12):829-833

[35] Panlilio AL, Culver DH, Gaynes RP, Banerjee S, Henderson TS, Tolson JS, Martone WJ, National Nosocomial Infections Surveillance System(1992) Methicillin-resistant Staphylococcus aureus in US hospitals, 1975-1991. Infect Control Hosp Epidemiol 13(10):582-586

[36] Parapia LA(2008) History of bloodletting by phlebotomy. Br J Haematol 143(4):490-495

[37] Parashar UK, Kumar V, Bera T, Saxena PS, Nath G, Srivastava SK, Giri R, Srivastava A(2011) Study of mechanism of enhanced antibacterial activity by green synthesis of silver nanoparticles. Nanotechnology 22(41):415104

[38] Rammelkamp CH, Maxon T(1942) Resistance of Staphylococcus aureus to the action of penicillin. Proc Soc Exp Biol Med 51(3):386-389

[39] Rozgonyi F, Kiss J, Biacs P(1976) Mode of action of methicillin on Staphylococcus aureus. ZBL BAKT REIHE A 5(235):1063-1076

[40] Sagar SS, Kumar R, Kaistha SD(2017) Efficacy of phage and ciprofloxacin co-therapy on the formation and eradication of Pseudomonas aeruginosa biofilms. Arab J Sci Eng 42(1):95-103

[41] Saivin S, Houin G(1988) Clinical pharmacokinetics of doxycycline and minocycline. Clin Pharmacokinet 15(6): 355-366

[42] Schullian DM(1973) Notes and events: history of the word antibiotic. J Hist Med:284-286

[43] Sensi P(1983) History of the development of rifampin. Rev Infect Dis 5(Suppl 3):S402-S406

[44] Sharma S, Prasad AN(2017) Inborn errors of metabolism and epilepsy: current understanding, diagnosis, and treatment approaches. Int J Mol Sci 18(7):1384. https://doi.org/10.3390/ijms18071384

[45] Sheehan JC, Henery-Logan KR(1957) The total synthesis of penicillin V. J Am Chem Soc 79(5):1262-1263

[46] Singh B, Vuddanda PR, Vijayakumar MR, Kumar V, Saxena PS, Singh S(2014) Cefuroxime axetil loaded solid lipid nanoparticles for enhanced activity against S. aureus biofilm. Colloids Surf B: Biointerfaces 121: 92-98

[47] Smith JL, Weinberg ED(1962) Mechanisms of antibacterial action of bacitracin. Microbiology 28(3):559-569

[48] Spencer JP(1998) Aminoglycosides: a practical review. Am Fam Physician 58(8):1811-1820

[49] Staniforth DH, Jackson D, Clarke HL, Horton R(1983) Amoxicillin/clavulanic acid: the effect of probenecid. J Antimicrob Chemother 12(3):273-275

[50] Stapley EO, Jackson M, Hernandez S, Zimmerman SB, Currie SA, Mochales S, Mata JM, Woodruff HB, Hendlin D (1972) Cephamycins, a new family of β-lactam antibiotics I. production by Actinomycetes, including Streptomyces lactamdurans sp. n. Antimicrob Agents Chemother 2(3):122-131

[51] Strepellone L(1986) Instruments for health: from origins to yesterday. Farmitalia Carlo Erba, Milan

[52] Turk JL, Allen E(1983) Bleeding and cupping. Ann R Coll Surg Engl 65(2):128

[53] Umezawa H(1958) Kanamycin: its discovery. Ann N Y Acad Sci 76(2):20-26

[54] Vuillemin JP(1980) Antibiose symbiose. Assoc Fr Avanc Sci 2:525-543

[55] Williamson GM(1957) The mode of action of streptomycin. J Pharm Pharmacol 9(1):433-445

[56] Wong J (2003) Dr. Alexander Fleming and the discovery of penicillin. Prim Care Updat Ob/Gyns 10(3): 124-126

第2章 抗生素发现后耐药微生物的快速出现

Emergence of Antibiotic-Resistant Microbes Immediately After the Discovery of Antibiotics

摘 要

抗生素被证明是医学史上最重要的治疗药物。抗生素迅速消灭了传染性病原体，这是医学史上一项具有里程碑意义的成就。但很快，这一伟大的发现就被耐药性的细菌玷污了。在抗生素发现后不久，耐药性细菌就成了人们关注的焦点，尽管在青霉素之后又发现了许多抗生素，而且还有各种抗生素正在试验中，有些还需要得到 FDA 的批准。当然，这对医疗从业者来说却是一种成就。在本章中，我们试图概括从抗生素的发现到当前医学状况的重大历程。

微生物在人类历史塑造中发挥了至关重要的作用。它们在我们生活中的作用是不可否认的。事实上，如果没有这些微小的生物，生命几乎是不可能存在的。精密仪器的发明揭开了微生物在人类生活中重要性的神秘面纱。我们的肠道中蕴藏着大量的微生物群。一些研究表明，人类基因组含有大量的细菌和病毒基因组。它们在人类进化过程中不断地影响和引导着人类生活。显微镜的发明改变了科学界对微生物的态度。显微分析揭示了我们与看不见的生物共享地球的真相。此外，研究人员也从不同的角度探索着微生物世界。法国科学家 Louise Pasteur 是微生物学领域的先驱，他对微生物世界进行了非常细致的探索，并揭示了微生物的几种代谢活动。此外，他还提出了发酵、巴氏杀菌等概念。这些微小的生物对我们的生存有着非凡的魅力。

一、挑战历史：微生物强势来袭

人类是地球上最文明的生物。在文明的进程中，他们面临着几个挑战。人类历史上农业实践的实施彻底改变了他们的生活方式。一方面，农业实践被证明是人类文明的基础，另一方面，它也是媒介传播疾病的主要原因。我们知道耕地是节肢动物和啮齿动物的主要聚集地，节肢动物和啮齿动物以携带致命病原体而闻名。农业实践促进了携带病原体的节肢动物和啮齿动物的生存（Hofkin, 2017）。

麻风分枝杆菌是麻风病的病原体，是第一个改变人类历史的细菌。当时的第二致命病原体是鼠疫耶尔森菌，它是鼠疫的病原体；在 14 世纪，它们可怕地消灭了几乎三分之二的欧洲人口（Bennett, 2011）。这场瘟疫持续了 19 年，死亡率比以往报道的疫情都要高。此外，黑死病在北非造成了一场灾难，并很快在全球传播（Hofkin, 2017）。这次暴发也被称为查士丁尼瘟疫，是人类历史上有记录以来最严重的流行病。本病的症状是腺体或淋巴结肿胀，伴随高热和腺泡破裂，随后出现坏疽性病变（Bennett, 2011; Horgan, 2016）。黑死病彻底摧毁了好几个城市和村庄。因此，这场流行病可怕地改变了西方世界的历史。

二、媒介传播疾病的出现和散播

有证据表明，一些疾病，如天花、麻疹和疟疾是由欧洲人意外引入了新大陆的（Horgan, 2016）。虽然这些疾病起源于亚洲和欧洲，但有强有力的证据表明，欧洲人很早就接触到这些传染性病原体，并对它们产生了免疫。显然，是他们将媒介传播性病原体从一个大陆传播到了另一个大陆。相反，由于免疫力差，美国人对这些传染性病原体的抵抗力非常弱（大死亡是发生在 1616 年的第一次流行病）。除此之外，非洲人还患上了昏睡病、黄热病和其他媒介传播疾病。他们是在与放牧动物接触时感染这些病原体的，而这些动物是大量病原体的良好宿主。微生物引起的感染作用是由美国人发现的。Robert Koch 已经阐明了疾病和微生物之间的关系，他的假设被称为 Koch 法则。

在 19 世纪，人们对传染性微生物和疾病之间的关系进行了广泛研究。这是一个微生物与人类共存的时代，城市化达到了顶峰，卫生设施非常差，人们不了解微生物。这是当人类遭遇致命微生物时，法国军队和那不勒斯军队被黄热病和伤寒所困。它是在卫生条件差的情况下由体虱传播的。斑疹伤寒破坏了拿破仑征服俄国的梦想。除了动物病原体，植物病原体也在那个时代大量繁殖，爱尔兰马铃薯饥荒就是微生物恐怖的一个很好的例子。它给了人类一个教训，我们不应该依赖某个单一的作物，因为它可能导致一个国家的崩溃。那次饥荒的病原微生物是一种真菌，疫霉菌。这种真菌于 1846 年在爱尔兰造成了一场灾难。

疟疾和黄热病的致病微生物在 19 世纪晚期得到了探索。在对疟疾致病微生物的调查中，Ronald Ross 分析了其致病原因，确定了疟原虫是疟疾的罪魁祸首。而古巴人卡洛斯认为蚊子是黄热病的传播媒介。

现代微生物学领域是由 Robert Koch 创立的。Robert Koch 在对炭疽芽孢杆菌的研究中提出了疾病的细菌理论概念。他在他的假设中解释了病原微生物在传染病中的作用。他发现了炭疽、结核菌病、霍乱和败血症的病原菌。致命病原体及其在感染中的作用的发现促使人们寻求适当的预防和治疗方案。医生曾试图用现有的化疗药物来控制它们，但都失败了。神奇药物青霉素的发现很快成功地控制了病原体。青霉素是医学史上的一项伟大发现，它帮助人类摆脱了病原体的魔爪。青霉素是亚历山大·弗莱明于 1928 年发现的。Chain 和 Florey 提纯了青霉素。他们在小鼠身上进行了首次试验，并最终观察到青霉素成功地控制了小鼠的感染（Fleming, 1980）。这一成功的试验为进一步研究青霉素对人体的作用提供了关键证据。Florey 的研究团队在人体上进行了几次试验，他们观察到青霉素对控制病原体有显著的效果。为了使青霉素获得成功，Florey 和 Heatley 及其同事一起考察了在美国的制药公司找到更好的方法。为此，他们首先纯化青霉素，其次分离强效青霉菌，最后他们在英国和美国寻找了大规模生产青霉素的制药公司（Lobanovska and Pilla, 2017）。这个项目被命名为"青霉素项目"（Lobanovska and Pilla, 2017）。1942 年 Florey 在第一次世界大战中引入了青霉素；幸运的是，青霉素成功地挽救了在伤痛中挣扎的士兵的生命。1944 年，一家 D–Day 公司生产了青霉素；此后，在 1946 年被广泛用于处方（Bud, 2007）。

三、青霉素的作用机制及耐药菌的出现

青霉素的结构有四个 β– 内酰胺环，其功能是通过靶向转肽酶抑制转肽化（Tipper and Strominger, 1965）。这种抑制反应通过模拟肽段的最后两个 D– 丙氨酸残基来促进的，青霉素不可逆地结合到转肽酶的活性位点，阻止酶与肽聚糖链交联。因此，青霉素抑制肽聚糖的合成，使细胞更加脆弱，易受环境条件的影响。青霉素对革兰阳性菌比革兰阴性菌更有效。革兰阴性菌由于缺乏靶点，对青霉素的敏感性较低。而革兰阳性菌通过一种编码青霉素酶的特定基因限制了青霉素的进入（Sutherland, 1964）。青霉素的广泛应用导致了产生青霉素酶耐药菌的出现。在此基础上合成了改良青霉素，以抵抗耐药菌。产青霉素酶耐药菌的进化，将药理学研究者的注意力从青霉素转移到半合成 β– 内酰胺酶抗性青霉素产生菌的开发上：苯唑西林、甲氧西林和双氯西林是窄谱药物，而第二代药物具有广谱活性。这些半合成抗生素被称为第二代青霉素。

第三代青霉素是在 20 世纪 60 年代发现的。它对流感嗜血杆菌、大肠杆菌、沙门菌和志贺菌等革兰阴性菌有效（Sutherland, 1964）。最后一代青霉素是羧基青霉素和脲基青霉素；它们具有广谱性对铜绿假单胞菌显示出较强的活性（Lobanovska and Pilla, 2017）。

除青霉素外，还发现了其他种类的 β– 内酰胺，并已用于临床实践。头孢菌素类抗生素的化学成分是 1945 年从真菌顶孢菌中分离得到的。除此之外，人们还通过对现有抗生素进行化学修饰，开发出各种新的抗生素。自 20 世纪 70 年代以来，新发现并通过化学修饰改编现有的 β– 内酰胺类药物，包括碳青霉烯类和单环 β– 内酰胺类（Bo, 2000）。

四、青霉素耐药菌的出现

耐药性的第一个迹象是在发现青霉素后显现出来的。但第一个耐药性细菌大肠杆菌是由 Abraham 和 Chain 于 1940 年报道的（Dalhoff et al, 2006）（图 2-1）。对青霉素的耐药性记录源于 1942 年，当时在住院患者中发现了四种金黄色葡萄球菌菌株对青霉素产生耐药性（Rammelkamp and Maxon, 1942）。

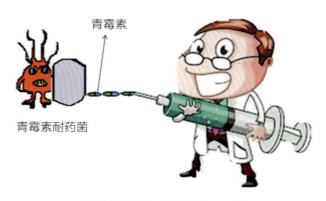

▲ 图 2-1 青霉素耐药菌的出现

在接下来的几年中，由耐青霉素金黄色葡萄球菌引起的感染比例不断上升。到 20 世纪 60 年代末，超过 80% 的社区和医院获得性金黄色葡萄球菌菌株对青霉素具有耐药性（Lowy, 2003）。在 20 世纪 60 年代引入第二代半合成药物甲氧西林后，青霉素耐药性的迅速传播暂时停止。然而，耐甲氧西林菌株很快就出现了，并于 1981 年对其耐药机制进行了探索（Hartman and Tomasz, 1981）。这些菌株具有青霉素结合蛋白（PBP）改变和标记的 PBP-2a，降低了对青霉素的亲和力，从而获得对青霉素的耐药性。PBP-2a 由 *mecA* 编码，*mecA* 编码位于金黄色葡萄球菌染色体上（Matsuhashi et al, 1986），位于移动基因岛 SCC*mec* 内（葡萄球菌盒式染色体 *mec*）（Katayama et al, 2000）。甲氧西林耐药性菌株的出现非常频繁，并很快在美国宣布流行（Panlilio et al, 1992）。

五、细菌对不同种类抗生素产生耐药性

耐药性的出现伴随着新一代青霉素进入临床实践。耐抗生素病原体统称为 ESKAPE（屎肠球菌、金黄色葡萄球菌、肺炎克雷伯菌、鲍曼不动杆菌、铜绿假单胞菌和肠杆菌）（Rice, 2008; Boucher et al, 2009），这些菌株是公共卫生中最常见的威胁。最初，ESKAPE 对某些抗生素敏感，但现在它们已获得了对几乎所有种类抗生素的耐药机制。然而，医学研究人员已发现大量具有不同靶向机制的抗生素，图 2-2 汇总了这些不同种类的抗生素。

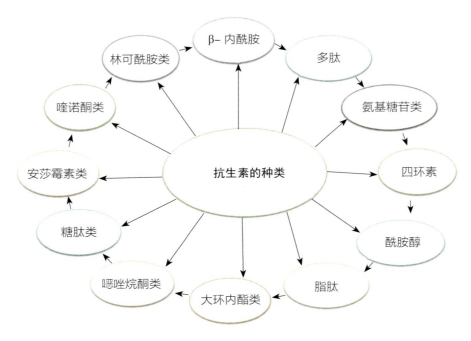

▲ 图 2-2　不同种类的抗生素

六、多肽在现代临床实践中的应用

多肽发现于 20 世纪 40 年代初，它是从短芽孢杆菌中分离出来的，对多种细菌和真菌具有活性。此外，Dubos（1941）也从该细菌中分离出一种环状和线性多肽的组合，具有很强的抗菌活性。1944 年，从短芽孢杆菌中发现了另一种多肽"短杆菌肽 S"。短杆菌肽和短杆菌酪肽属于一组多肽，包括微囊藻素和杆菌肽。这些抗菌化合物的使用仅限于局部用途。这些抗菌剂通过破坏细胞质和细胞外环境之间的离子梯度来增加细菌细胞膜的离子渗透性（Urry, 1971; Prenner et al, 1997）。在人类和动物中，低剂量这类抗生素可引起溶血；因此，为了避免此类问题，本药仅限于局部用药。

七、氨基糖苷类抗生素的普及

链霉素是第一个氨基糖苷类药物，由 Albert Schatz 从链霉菌中分离得到。链霉素对那些青霉素耐药的细菌有活性，对包括结核分枝杆菌在内的不同种类的细菌均具有很高的活性。这种药物很快就流行起来，因为它能够控制多种耐药病原体。链霉素和其他抗生素组合可以阻止结核病的传播，使美国的死亡率下降了四倍。

从 1990 年到 2015 年，结核病减少了 47%，取得了重大成功。尽管抗生素在医学史上取得了如此巨大的成功，但它仍然是发展中国家的一个重大健康问题。结核分枝杆菌 W 株是 20 世纪 90 年代纽约暴发结核病的病原。它是一种高耐药菌株，对异烟肼、利福平、乙胺丁醇、链霉素、卡那霉素、乙硫酰胺和利福布汀等大多数抗生素具有耐药性（Plikaytis et al, 1994）（图 2-3）。根据世界卫生组织的一份报告，2014 年有 960 万人罹患结核病，150 万人死亡（http://www.who.int/mediacentre/factsheets/fs104/en/）。

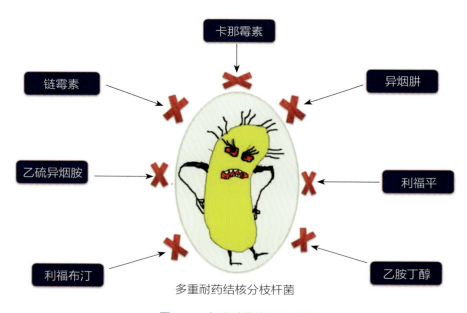

多重耐药结核分枝杆菌

▲ 图 2-3　多重耐药结核分枝杆菌

八、四环素类

苏丹报道了四环素的历史。在古代苏丹一个部落的骨骼中检测到四环素类抗生素。据推测，虽然这些部落通常用发酵谷物来生产啤酒，但在他们的大桶中受到链霉菌污染之后，他们才知道这种细菌产物的特性，然后开始有意生产它（Mahawar and Jaroli, 2007）。

四环素类抗生素以其广泛的抗菌活性而闻名。它是 1948 年由 Benjamin Dugger 在 Lederle 实验室发现的第一个从金霉素中改造而成的合成抗生素（Grossman, 2016）。

四环素是从土壤细菌金黄色链霉菌中分离得到的。早些时候，这种药物被称为金霉素，经过辉瑞制药公司对其结构改造后，它被命名为四环素（Stephens et al, 1952）。金霉素结构的改变归功于辉瑞公司的科学家 Karl Brunings 和霍华德大学的化学家 Robert Woodward。四环素是金霉素的改良版，对革兰阳性和革兰阴性病原体、支原体、胞内衣原体、立克次体和原虫类寄生虫具有良好的活性（图 2-4）。四环素通过抑制蛋白质合成而杀死微生物细胞。微生物细胞的靶位点是游离核糖体，尤其是 30S 核糖体。四环素于 1956 年被批准用于公众消费。此外，新一代四环素也于 1967 年以强力霉素的名称推出（Stephens et al, 1963）。强力霉素具有良好的药理活性。

在金霉素发现后 1 年内，出现了耐药菌（Demerec, 1949）。痢疾志贺菌对四环素有耐药性。塔夫茨大学医学院的 Stuart Levy 和 Laura McMurry 对这种抗生素的耐药性机制进行了研究。他们研究了四环素的特性，解释了 R 因子 R222 赋予的耐药机制（Levy and McMurry, 1974）。并证明了 R 因子在细胞内的膜运输中发挥作用，并赋予了细菌耐药性。这种运输系统由一种膜相关蛋白 Tet 控制（Levy and McMurry, 1974）。这些是使细菌产生耐药性的外排泵。

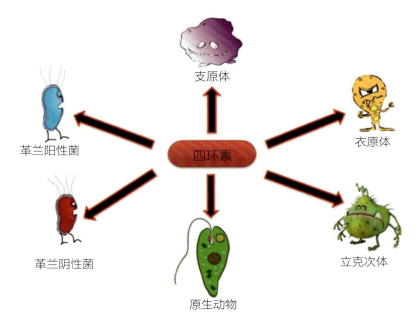

▲ 图 2-4　四环素的广谱活性

九、酰胺醇类

在一系列对抗致命超级细菌的新抗生素发现中，下一个进入视野的抗生素是氯霉素。氯霉素是由 David Gottlieb 于 1947 年从委内瑞拉链霉菌中分离发现的（Aminov, 2017）。它属于酰胺醇类。氯霉素能够穿过血脑屏障，因此很快成为医生治疗脑膜炎奈瑟菌、肺炎链球菌和流感嗜血杆菌感染的首选药物（Eliakim-Raz et al, 2015）。氯霉素特异性靶向抑制 50S 核糖体亚基 G2611 的蛋白质合成（Kostopoulou et al, 2015）。但早期证据表明，这种抗生素是肽键形成的抑制药。

氯霉素是一种广谱抗生素，能够控制革兰阳性和革兰阴性细菌的生长。到 20 世纪 70

年代中期，氯霉素被证明是治疗伤寒感染的一种无可争议的药物，它使发达国家的死亡率降低了 2%～10%。但是微生物世界更加成熟，总是在不断进化它们的分子机制。在这方面，下一个氯霉素耐药菌是 1970 年在墨西哥报道的伤寒沙门菌。这种耐药菌株导致了印度、中国、越南、印度尼西亚、韩国和智利等许多国家的伤寒暴发（Paniker and Vilma, 1972; Threlfall et al, 1991）。它的通过合成一种氯霉素乙酰转移酶获得了对氯霉素的耐药性。

十、脂肽类

脂肽类抗生素于 1947 年在日本从多黏芽胞杆菌中分离出来，并于 1949 年进入临床应用（Storm et al, 1977）。黏菌素是脂肽类的第一种药物。然而，与这种抗生素相关的问题是不良反应，如肾毒性、耳毒性和神经肌肉阻断等（Evans et al, 1999）。尽管有各种各样的不良反应，但这种抗生素仍然保持着它的魅力，因为它对耐药性病原体有很好的作用。黏菌素抗生素的作用方式是精确靶向革兰阴性菌细胞壁。在革兰阴性菌中，它与阴离子脂多糖（LPS）分子的改变及钙、镁离子的移位有关，镁离子和钙离子的移位稳定了带负电荷的 LPS 分子（Falagas et al, 2005）。因此，细胞膜上的这些离子干扰通过增加膜通透性和细胞渗漏导致细胞死亡。然而，目前细菌已经获得了对黏菌素的耐药性，并且是质粒介导的。这种质粒介导的耐药性也是对肠杆菌科等致病菌迅速产生耐药性的潜在方式（Liu et al, 2016）。

十一、大环内酯类

苦霉素是大环内酯类的第一种抗生素，由 Brockmann 和 Henkel 于 1950 年从委内瑞拉链霉菌中分离出来（McGuire et al, 1952）。第一个商品化的大环内酯类抗生素是红霉素，是由礼来公司 J. M. McGuire 领导的科学团队发现的（Oliynyk et al, 2007）。大环内酯类是仅次于 β- 内酰胺类的第二大处方抗生素，因为它能针对广泛的病原菌（Aminov, 2017）。为了提高其药理活性，合成了第一代半合成大环内酯类抗生素，如螺旋霉素、罗红霉素、地红霉素和克拉霉素（Jelić and Antolović, 2016）。除此之外，还推出了大环内酯阿奇霉素的高级版本，并很快被证明是全球最畅销的抗生素（Jelić and Antolović, 2016）。

大环内酯类抗通过抑制新生蛋白合成或抑制肽基转移酶中心的肽键形成来表达抗菌活性。然而，细菌通过 23S rRNA 分子中腺嘌呤残基 A2058 的二甲基化获得对大环内酯类抗生素的耐药性，使核糖体获得了对抗生素的抵抗能力（Kamimiya and Weisblum, 1997）。

十二、噁唑烷酮类

噁唑烷酮类的特征是其化学结构中存在 2-噁唑烷酮。这类抗生素含有两种抗菌剂，每种抗菌剂都是有不同的抗菌特性。1952 年，Kurosawa 从链霉菌属 K-300 菌株中分离出第一种环丝氨酸，并将其命名为东方霉素（Bartmann et al, 2013）。环丝氨酸通过抑制 D-Ala-D-Ala 连接酶活性靶向细胞壁合成（Stammer et al, 1955）。作为治疗结核病感染的二线抗生素，该药的应用已减少（Prosser and de Carvalho, 2013）。但不幸的是，结核分枝杆菌通过突变自身 ald（Rv2780）获得了对这种抗生素的耐药性，ald 负责编码 L-丙氨酸脱氢酶（Desjardins et al, 2016; Shaw and Barbachyn, 2011）。

这类药物的第二种是利奈唑胺，它通过 N-甲酰基甲硫酰-tRNA 与核糖体结合来靶向蛋白质合成，从而抑制细菌细胞（Shinabarger, 1999）。利奈唑胺于 2000 年被 FDA 批准用于商业销售。它仅对革兰阳性菌起作用；根据一项调查，针对这种抗生素的耐药决定因子其出现概率非常低（FDA，2015）。

十三、糖肽类

万古霉素是糖肽类的第一个代表。1953 年，礼来公司的 Edmund Kornfeld 和他的团队从土壤样本中分离出万古霉素（Pootoolal et al, 2002）。另一种糖肽类抗生素替考拉宁也被发现。这两种药物都被证明是抗革兰阳性多重耐药菌的一线抗生素。万古霉素对金黄色葡萄球菌、肠球菌和艰难梭菌等革兰阳性细菌最有效，它是对抗耐甲氧西林金黄色葡萄球菌（MRSA）的最后一线药物（Rossolini et al, 2014）。万古霉素于 1958 年作为商业用途进入市场（Jovetic et al, 2010）。

糖肽通过与肽聚糖前体的 D-Ala-D-Ala 二肽末端结合阻断转肽化和转糖基化反应，来抑制细胞壁的形成，从而阻止细胞壁的合成，最终导致细胞死亡（James et al, 2012）。替考拉宁的作用方式与万古霉素相似。1988 年首次报道了肠球菌对万古霉素耐药性的研究，2002 年报道了 MRSA 菌株耐药性的出现和传播（Binda et al, 2014）。肠球菌的耐药性是由于万古霉素可转移 vanA 基因簇的出现导致的。该基因簇编码特异性改变的 D-Ala-D-Ala 连接酶（Pootoolal et al, 2002）。因此，MRSA 对最后一线药物耐药性的出现是临床医生关注的一个焦点。接下来发现的这类药物是特拉万星。它于 2009 年首次用于商业目的（Binda et al, 2014）。特拉万星是万古霉素的高级版本，具有更多的药理特性。

十四、链阳霉素类

从始旋链霉菌中分离到链阳霉素。这类抗生素包括米卡霉素、普那霉素、雌霉素和维吉尼亚霉素。Charney 等发表了关于链阳霉菌的描述（Barnhart et al, 1960）。链阳霉素类最常见的抗生素是维吉尼亚霉素，它被广泛用于动物饲料以促进生长。之后，普那霉素和喹奴普丁 / 达福普汀也在市场上上市供人类消费（Hamilton-Miller, 1991）。链阳霉素主要针对耐甲氧西林金黄色葡萄球菌（MRSA）和耐万古霉素肠球菌（VRE）。这类抗生素通过与 50S 核糖体亚基结合靶向蛋白质合成。在某些细菌中，链阳霉素类的抑制机制类似于大环内酯 – 林可酰胺类。链阳霉素类分为两类：A 组是多不饱和环肽类化合物，包括维吉尼亚霉素 M 和普那霉素 II A，而 B 组是环六肽内酯，包括维吉尼亚霉素 S 和普那霉素 I A（Cocito et al, 1997）。这两组药物联合应用可有效控制 VRE 和 MRSA。

对链阳霉素类的耐药性通常是由靶点的改变、酶的修饰和外排泵介导的。对大环内酯 – 林可酰胺 – 链阳霉素类 B（MLB）最常见的耐药性类型是由 *erm* 基因介导的（Weisblum, 1985）。实际上，该基因二甲基化了 23S 核糖体亚基中的腺嘌呤残基，减少了 23S 与大环内酯、林可酰胺及链阳霉素类的结合（Lai and Weisblum, 1971）。

十五、安莎霉素类

这类抗生素中最常见的抗生素是利福霉素，由 Piero Sensi、Maria Teresa Timbal 和 Pinhas Margalith 于 1957 年从地中海链霉菌中分离出来（Aminov, 2017）。安莎霉素类抗生素对革兰阳性和革兰阴性细菌均有效。利福霉素的衍生物有利福平、利福布汀和利福喷丁。这些抗生素对结核病和麻风病非常有效。安莎霉素的作用方式基本上是抑制细菌中的 DNA 依赖性 RNA 聚合酶的活性（Ramaswamy and Musser, 1998）。利福霉素可以阻断 mRNA 的延伸。分枝杆菌对利福霉素的耐药性是非常常见的，这是由于特定位点的突变降低了 RNA 聚合酶 β 亚基的亲和力（Tupin et al, 2010）。细菌通过复制靶点、修饰酶和改变 RNAP 结合蛋白的作用，进化出了对这种抗生素的耐药性。

十六、喹诺酮类

喹诺酮类药物因其广谱的抗菌活性而被临床医生广泛使用。第一种喹诺酮类药物是萘啶酸，于 1967 年投入商业使用，它给医疗从业者带来了很大的希望。萘啶酸是 1962 年被发现的氯喹合成的副产品。喹诺酮类是一种独特有效的抗生素，对革兰阳性和革兰阴性细菌均有效。此外，通过对 8 位氟取代基的修饰，发现了氟喹诺酮类化合物。此外，诺氟沙星和环丙沙星分别于 1986 年和 1987 年被发现（Appelbaum and Hunter, 2000）。这类抗生素的作用方式是抑制旋转酶和拓扑异构酶 VI 的活性（Gellert et al, 1976）。环丙沙星被证明是治疗革兰阴性菌引起的尿路感染、肠杆菌科引起的骨髓炎、耳鼻咽喉科感染、淋球菌感染和几种慢性疾病的理想药物（Schacht et al, 1988）。由于氟喹诺酮类抗生素的独特性质，成为临床医生的首选。这些抗生素能够在世界范围内控制几种多重耐药病原体。氟喹诺酮类药物在治疗各种感染中的迅速和大量使用，导致耐药病原体的出现和传播。

细菌对喹诺酮类药物的耐药性是由 *qnr* 基因介导的，该基因抑制抗生素与旋转酶的结合，限制酶的复制过程。该基因还编码一种 Qnr 蛋白，该蛋白可减少喹诺酮类药物与旋转酶 –DNA 复合物的结合（Tran et al, 2005; Drlica and Zhao, 1997）。

十七、林可酰胺类

林可霉素是这类药物中的第一种，它是由 Upjohn 从林可链霉菌中发现的，并于 1963 年投入临床应用（MacLeod et al, 1964）。林可霉素的活性范围较窄；而克林霉素的活性范围较广，不良反应小，它也用于治疗厌氧菌感染（Brook, 2016）。它与大环内酯类和链阳霉素具有共同的作用模式（Tenson et al, 2003）。同样，*erm* 基因编码的甲基化酶的修饰和靶标保护使其对所有这类药物产生耐药性，包括林可酰胺类（Weisblum, 1995）。

已经发现了一系列抗生素来阻止致命的病原体，但都未能限制它们。细菌已经获得了对现有抗生素的耐药性，并且没有办法控制它们。因此，细菌非常聪明地颠覆了医生的游戏，从他们手中夺走了它们的生存。然而，我们仍然依赖于传统的抗生素。如今，医学研究人员也在应用其他一些策略来控制耐药性细菌，如噬菌体治疗、多肽、纳米药物和基因编辑技术。通过使用这些现代策略和传统抗生素，临床医生成功地限制了超级细菌并挽救了生命。然而，我们需要把注意力集中在发现有效的、新的和神奇的抗生素，因为细菌是动态的微生物，它们可以很快改变自己，以对抗这些新的策略。

参考文献

[1] Aminov R (2017) History of antimicrobial drug discovery: major classes and health impact. Biochem Pharmacol 133:4-19

[2] Appelbaum PC, Hunter PA (2000) The fluoroquinolone antibacterials: past, present and future perspectives. Int J Antimicrob Agents 16(1):5-15

[3] Barnhart CE, Robertson JC, Miller HW (1960) Virginiamycin, a new antibiotic for growing swine. J Anim Sci 19(4):9

[4] Bartmann K, Iwainsky H, Kleeberg HH, Mison P, Offe HA, Otten H, Tettenborn D, Trnka L (2013) Antituberculosis drugs, vol 84. Springer, Dordrecht

[5] Bennett JW (2011) Microbiology in the 21st century. In: National Research Council (US) Board on Research Data and Information, Uhlir PF (eds) Designing the microbial research commons: proceedings of an international symposium. National Academies Press (US), Washington, DC, p 2. Available from: https://www.ncbi.nlm.nih.gov/books/NBK92737/

[6] Binda E, Marinelli F, Marcone GL (2014) Old and new glycopeptide antibiotics: action and resistance. Antibiotics 3(4):572-594

[7] Bo G (2000) Giuseppe Brotzu and the discovery of cephalosporins. Clin Microbiol Infect 6(S3):6-8

[8] Boucher HW, Talbot GH, Bradley JS, Edwards JE, Gilbert D, Rice LB, Scheld M, Spellberg B, Bartlett J (2009) Bad bugs, no drugs: no ESKAPE! An update from the Infectious Diseases Society of America. Clin Infect Dis 48(1):1-12

[9] Brook I (2016) Antimicrobials therapy of anaerobic infections. J Chemother 28(3):143-150

[10] Bud R (2007) Penicillin: triumph and tragedy. Oxford University Press on Demand

[11] Cocito C, Di Giambattista M, Nyssen E, Vannuffel P (1997) Inhibition of protein synthesis by streptogramins and related antibiotics. J Antimicrob Chemother 39(Suppl 1):7-13

[12] Dalhoff A, Janjic N, Echols R (2006) Redefining penems. Biochem Pharmacol 71(7):1085-1095

[13] Demerec M (1949) Patterns of bacterial resistance to penicillin, aureomycin, and streptomycin. J Clin Invest 28(5):891-893

[14] Desjardins CA, Cohen KA, Munsamy V, Abeel T, Maharaj K, Walker BJ, Shea TP, Almeida DV, Manson AL, Salazar A, Padayatchi N (2016) Genomic and functional analyses of Mycobacterium tuberculosis strains implicate ald in D-cycloserine resistance. Nat Genet 48(5):544

[15] Drlica K, Zhao X (1997) DNA gyrase, topoisomerase IV, and the 4-quinolones. Microbiol Mol Biol Rev 61(3):377-392

[16] Dubos RJ (1941) Utilization of selective microbial agents in the study of biological problems: Harvey lecture, March 21, 1940. Bull N Y Acad Med 17(6):405

[17] Eliakim-Raz N, Lador A, Leibovici-Weissman Y, Elbaz M, Paul M, Leibovici L (2015) Efficacy and safety of chloramphenicol: joining the revival of old antibiotics? Systematic review and meta-analysis of randomized controlled trials. J Antimicrob Chemother 70(4):979-996

[18] Evans ME, Feola DJ, Rapp RP (1999) Polymyxin B sulfate and colistin: old antibiotics for emerging multiresistant gram-negative bacteria. Ann Pharmacother 33(9):960-967

[19] Falagas ME, Kasiakou SK, Saravolatz LD (2005) Colistin: the revival of polymyxins for the management of multidrug-resistant gram-negative bacterial infections. Clin Infect Dis 40(9):1333-1341

[20] Fleming A (1980) On the antibacterial action of cultures of a Penicillium, with special reference to their use in the isolation of B. influenzae. Rev Infect Dis 2(1):129-139

[21] Gellert M, Mizuuchi K, O'Dea MH, Nash HA (1976) DNA gyrase: an enzyme that introduces superhelical turns into DNA. Proc Natl Acad Sci 73(11):3872-3876

[22] Grossman, T.H., 2016. Tetracycline antibiotics and resistance. Cold Spring Harb Perspect Med a025387

[23] Hamilton-Miller JMT (1991) From foreign pharmacopoeias: 'new' antibiotics from old? J Antimicrob Chemother 27(6):702-705

[24] Hartman B, Tomasz A (1981) Altered penicillin-binding proteins in methicillin-resistant strains of Staphylococcus aureus. Antimicrob Agents Chemother 19(5):726-735

[25] Hofkin B (2017) Living in a microbial world. Garland Science

[26] Horgan J (2016). https://www.ancient.eu/article/992/plague-of-cyprian-250-270-ce/. Acessed on 12th Jan 2019

[27] James RC, Pierce JG, Okano A, Xie J, Boger DL (2012) Redesign of glycopeptide antibiotics: back to the future. ACS Chem Biol 7(5):797-804

[28] Jelić D, Antolović R (2016) From erythromycin to azithromycin and new potential ribosomebinding antimicrobials. Antibiotics 5(3):29

[29] Jovetic S, Zhu Y, Marcone GL, Marinelli F, Tramper J (2010) β-Lactam and glycopeptide antibiotics: first and last line of defense? Trends Biotechnol 28(12):596-604

[30] Kamimiya S, Weisblum B (1997) Induction of ermSV by 16-membered-ring macrolide antibiotics. Antimicrob Agents Chemother 41(3):530-534

[31] Katayama Y, Ito T, Hiramatsu K (2000) A new class of genetic element, staphylococcus cassette chromosome mec, encodes methicillin resistance in Staphylococcus aureus. Antimicrob Agents Chemother 44(6):1549-1555

[32] Kostopoulou ON, Magoulas GE, Papadopoulos GE, Mouzaki A, Dinos GP, Papaioannou D, Kalpaxis DL (2015) Synthesis and evaluation of chloramphenicol homodimers: molecular target, antimicrobial activity, and toxicity against human cells. PLoS One 10(8):e0134526

[33] Lai CJ, Weisblum B (1971) Altered methylation of ribosomal RNA in an erythromycin-resistant strain of

Staphylococcus aureus. Proc Natl Acad Sci 68(4):856-860

[34] Levy SB, McMurry L (1974) Detection of an inducible membrane protein associated with R-factor-mediated tetracycline resistance. Biochem Biophys Res Commun 56(4):1060-1068

[35] Liu YY, Wang Y, Walsh TR, Yi LX, Zhang R, Spencer J, Doi Y, Tian G, Dong B, Huang X, Yu LF (2016) Emergence of plasmid-mediated colistin resistance mechanism MCR-1 in animals and human beings in China: a microbiological and molecular biological study. Lancet Infect Dis 16(2):161-168

[36] Lobanovska M, Pilla G (2017) Focus: drug development: penicillin's discovery and antibiotic resistance: lessons for the future? Yale J Biol Med 90(1):135

[37] Lowy FD (2003) Antimicrobial resistance: the example of Staphylococcus aureus. J Clin Invest 111(9):1265-1273

[38] MacLeod AJ, Ross HB, Ozere RL, Digout G, Van Rooyen CE (1964) Lincomycin: a new antibiotic active against staphylococci and other gram-positive cocci: clinical and laboratory studies. Can Med Assoc J 91(20):1056

[39] Mahawar MM, Jaroli DP (2007) Traditional knowledge on zootherapeutic uses by the Saharia tribe of Rajasthan, India. J Ethnobiol Ethnomed 3(1):25

[40] Matsuhashi M, Song MD, Ishino F et al (1986) Molecular cloning of the gene of a penicillin-binding protein supposed to cause high resistance to beta-lactam antibiotics in Staphylococcus aureus. J Bacteriol 167(3):975-980

[41] McGuire JM, Bunch RL, Anderson RC, Boaz HE, Flynn EH, Powell HM et al (1952) Ilotycin, a new antibiotic. Antibiot Chemother (Northfield) 2:281-283

[42] Oliynyk M (2007) Complete genome sequence of the erythromycin-producing bacterium Saccharopolyspora erythraea. Nat Biotechnol 25:428-429

[43] Paniker CKJ, Vimala KN (1972) Transferable chloramphenicol resistance in Salmonella typhi. Nature 239(5367):109

[44] Panlilio AL, Culver DH, Gaynes RP, Banerjee S, Henderson TS, Tolson JS, Martone WJ, National Nosocomial Infections Surveillance System (1992) Methicillin-resistant Staphylococcus aureus in US hospitals, 1975-1991. Infect Control Hosp Epidemiol 13(10):582-586

[45] Plikaytis BB, Marden JL, Crawford JT, Woodley CL, Butler WR, Shinnick TM (1994) Multiplex PCR assay specific for the multidrug-resistant strain W of Mycobacterium tuberculosis. J Clin Microbiol 32(6):1542-1546

[46] Pootoolal J, Neu J, Wright GD (2002) Glycopeptide antibiotic resistance. Annu Rev Pharmacol Toxicol 42(1):381-408

[47] Prenner EJ, Lewis RN, Neuman KC, Gruner SM, Kondejewski LH, Hodges RS, McElhaney RN (1997) Nonlamellar phases induced by the interaction of gramicidin S with lipid bilayers. A possible relationship to membrane-disrupting activity. Biochemistry 36(25):7906-7916

[48] Prosser GA, de Carvalho LPS (2013) Kinetic mechanism and inhibition of M ycobacterium tuberculosis d-alanine: d-alanine ligase by the antibiotic d-cycloserine. FEBS J 280(4):1150-1166

[49] Ramaswamy S, Musser JM (1998) Molecular genetic basis of antimicrobial agent resistance in Mycobacterium tuberculosis: 1998 update. Tuber Lung Dis 79(1):3-29

[50] Rammelkamp CH, Maxon T (1942) Resistance of Staphylococcus aureus to the action of penicillin. Proc Soc Exp Biol Med 51(3):386-389

[51] Rice LB (2008) Federal funding for the study of antimicrobial resistance in nosocomial pathogens: no ESKAPE. J Infect Dis 197:1079-1081

[52] Rossolini GM, Arena F, Pollini S (2014) Novel infectious diseases and emerging Gram-positive multi-resistant pathogens in hospital and community acquired infections. In Antimicrobials. Springer, Berlin, pp 11-28

[53] Schacht P, Chyský V, Gruenwaldt G, Hullmann R, Weuta H, Arcieri G, Griffith E, O'Brien B, Branolte J, Bruck H, Konopka CA (1988) Worldwide clinical data on efficacy and safety of ciprofloxacin. Infection 16(1):S29-S43

[54] Shaw KJ, Barbachyn MR (2011) The oxazolidinones: past, present, and future. Ann N Y Acad Sci 1241(1):48-70

[55] Shinabarger D (1999) Mechanism of action of the oxazolidinone antibacterial agents. Expert Opin Investig Drugs 8(8):1195-1202

[56] Stammer CH, Wilson AN, Holly FW, Folkers K (1955) Synthesis of D-4-amino-3-isoxazolidone. J Am Chem Soc 77(8):2346-2347

[57] Stephens CR, Conover LH, Hochstein FA, Regna PP, Pilgrim FJ, Brunings KJ, Woodward RB (1952) Terramycin. VIII. Structure of aureomycin and terramycin. J Am Chem Soc 74(19):4976-4977

[58] Stephens CR, Beereboom JJ, Rennhard HH, Gordon PN, Murai K, Blackwood RK, Von Wittenau MS (1963) 6-Deoxytetracyclines. IV. 1, 2 preparation, C-6 stereochemistry, and reactions. J Am Chem Soc 85(17):2643-2652

[59] Storm DR, Rosenthal KS, Swanson PE (1977) Polymyxin and related peptide antibiotics. Annu Rev Biochem 46(1):723-763

[60] Sutherland R (1964) The nature of the insensitivity of gram-negative bacteria towards penicillins. Microbiology 34(1):85-98

[61] Tenson T, Lovmar M, Ehrenberg M (2003) The mechanism of action of macrolides, lincosamides and streptogramin B reveals the nascent peptide exit path in the ribosome. J Mol Biol 330(5):1005-1014

[62] Threlfall EJ, Rowe B, Ward LR (1991) Occurrence and treatment of multi-resistant Salmonella Typhi in the UK. Pub Health Lab Serv Microbiol Dig 8:56-59

[63] Tipper DJ, Strominger JL (1965) Mechanism of action of penicillins: a proposal based on their structural similarity to acyl-D-alanyl-D-alanine. Proc Natl Acad Sci 54(4):1133-1141

[64] Tran JH, Jacoby GA, Hooper DC (2005) Interaction of the plasmid-encoded quinolone resistance protein Qnr with Escherichia coli DNA gyrase. Antimicrob Agents Chemother 49(1):118-125

[65] Tupin A, Gualtieri M, Roquet-Banères F, Morichaud Z, Brodolin K, Leonetti JP (2010) Resistance to rifampicin: at the crossroads between ecological, genomic and medical concerns. Int J Antimicrob Agents 35(6):519-523

[66] Urry DW (1971) The gramicidin A transmembrane channel: a proposed π (L, D) helix. Proc Natl Acad Sci 68(3):672-676

[67] US Food and Drug Administration (2015) FDA approves Sivextro to treat skin infections

[68] Weisblum B (1985) Inducible resistance to macrolides, lincosamides and streptogramin type B antibiotics: the resistance phenotype, its biological diversity, and structural elements that regulate expression-a review. J Antimicrob Chemother 16(suppl_A):63-90

[69] Weisblum B (1995) Erythromycin resistance by ribosome modification. Antimicrob Agents Chemother 39(3):577

第 3 章 21 世纪的先进抗生素
Advance Class of Antibiotics of the Twenty-First Century

摘 要

微生物是地球上的优势生物；在进化过程中，它们不仅影响了动物的生活，也影响了人类。人类通过多种方式接触到过多的微生物。从而被微生物熟悉了一个新的宿主（人类），并进一步与地球上最复杂、最聪明的生物共享其生存空间。人类渴望消灭微生物过上文明的生活。但在种种对抗体复杂而聪明的高级生物多次被微生物打败。在这一阶段，微生物获得了一些特性，这些特性帮助它们战胜了人类，并对人类的生活产生了不利影响。在技术使我们整合后，微生物世界得以被探索。精密的仪器揭示了微生物的细微之处，并熟悉了它们的利弊。微生物可以引起严重的流行病，威胁到人类的大流行可见报道。古代医学史充满着致命病原体和控制策略失败的例证。然而，抗生素时代为这个星球上没有疾病的文明生活带来了一些希望。在本章中，详细讨论了 21 世纪的抗生素。

微生物对人类和动物的生存至关重要，因为许多代谢过程都需要微生物。它们对废物的降解、发酵和食品生产都很有帮助。但不知何故，它们改变了自己的特性，开始攻击人类。人类不时会遇到过这种致命的病原体，这些微生物以它们可怕的存在挑战着人类。早些时候，人们并不知道疾病是由微生物造成的。在精密的仪器发明之后，人们对微生物进行了探索，并确定了它们与疾病的关系。

一、微生物从非致病性到致病性的进化

细菌以各种方式影响着人类生命。由于环境因素、与免疫系统的相互作用以及遗传机制本身的改变等因素，他们从非致病性转变为致病性。微生物对毒力性状的自然选择始于

人类历史上农业实践的引入（Burnet et al, 1972）。许多人畜共患传染病，如鼠疫、炭疽、落基山热、昏睡病、肉毒杆菌病、布鲁菌病、霍乱和其他传染病随着农业活动而持续存在，这是完全不可避免的。显然，我们已经为我们的文明付出了很高的代价，牺牲了人类和动物的生命（Burnet et al, 1972）。

微生物与人类共生，但在某些情况下，被抑制的免疫系统为常在微生物种群提供了改变其早期特征并引起感染机会。毒力是导致发病率和死亡率的细菌感染程度指标（Sparling, 1983a）。常在菌群通常是在遇到宿主内部环境改变、防御机制反应不佳或反应过度以及外部微生物种群入侵后获得毒力性状的。金黄色葡萄球菌是存在于皮肤上的一种常在微生物菌群，它友好地生活在皮肤上，没有任何症状，但当它侵入皮肤时，就会引起皮肤感染（O'Gara, 2017）。免疫系统的过度反应也会导致宿主细胞损伤。

毒力是宿主–寄生菌相互作用的结果。在这种相互作用中，自然选择压力对最终优势种的选择起着至关重要的作用。选择压力会导致细菌中一些伪基因的表达，帮助细菌适应恶劣的环境条件。有一些毒力可以直接导致宿主损伤的例子，如嗜酸乳杆菌或变形链球菌在代谢过程中分泌酸性物质导致龋齿（Gibbons, 1964），肉毒梭菌或破伤风梭菌通过分泌神经毒素导致瘫痪（Sparling, 1983b）。宿主和细菌的亲缘关系是非常罕见的，通常会引起发病和死亡等后果。这里也有一些微生物友好寄居的例子，如肺炎链球菌、脑膜炎奈瑟菌、B 型流感嗜血杆菌和化脓性链球菌，通常在鼻咽部发现，但宿主没有任何症状（Ylikoski et al, 1989）。

沙门菌通常存在于人的肠上皮中，但有时也与严重感染有关。伤寒沙门菌宿主范围广泛，是引起胃肠炎的主要病原（Cullinan et al, 2017）。

伤寒沙门菌感染，可通过在人的肾脏、肝脏、脾脏和胆囊等多个器官定植而导致慢性疾病（Gonzalez-Escobedo et al, 2011）。因此，许多人是伤寒沙门菌的宿主，可以将感染传播给他人，构成巨大的健康风险。与其他病原体一样，也有一些单源限制性细菌，如炭疽芽孢杆菌、鼠疫耶尔森菌、结核分枝杆菌和伤寒沙门菌。单源细菌病原体在不超过 4 万年前进入人类种群（Mack et al, 2009）。它们与宿主共同进化，在进化过程中获得了多种致病特性。

许多病原体只有在与宿主相互作用时才表现出致病性。有一项研究报道了嗜热链球菌的进化过程，早些时候被用于发酵酸奶，并揭示了它们是人类口腔病原体唾液链球菌的祖先（Mack et al, 2009）。同样，人类百日咳的致病菌百日咳杆菌，在早期并不是一种致病菌株，但在与人类接触后，它们通过失去与宿主相互作用及控制毒力因子表达的相关基因，改变了他们的特性，并获得了毒力特性（Mack et al, 2009）。

持续感染是免疫反应失败的结果，这为病原体入侵和在宿主中的定植提供了机会。据观察，由于身体器官功能失调、长期依赖化疗或病原性攻击，我们的免疫系统反应比平常更强烈。同样，免疫反应减弱可导致与误导性信号有关的麻风病。

抗生素在现代医疗实践中的应用震惊了医学界。但现在细菌已经进化出对大多数现有抗生素的耐药性，它们变得比以前更具挑战性。

二、病原菌的动态性与多功能性

农业生产造成了许多改变人类历史的疾病。出于保护和饲养牲畜的目的，人类一直与畜群相伴。动物是病原体的一大宿主，是造成人畜共患疾病的罪魁祸首。除了这些因素外，还有几个驱动因素也是导致新发传染病的原因。这些驱动因素可以是气候条件、工业发展、生态系统变化、污染、栖息地变化、森林砍伐和城市化以及社会不平等。同样，公共卫生政策，如缺乏卫生设施、缺乏卫生意识、难以获得监护病房和疾病预防服务，也是造成新发传染病的原因。

气候条件是造成病媒在全球传播的原因（Hunter, 2003）。工业化和二氧化碳的排放导致全球气温上升。温暖的空气具有较高的容纳水的能力，因此，水文循环因高温而发生变化；这种大气不平衡导致了许多水传播疾病（Patz et al, 2000）。水传播疾病在许多国家暴发，大量人口面临巨大风险。根据 ECDC（2008）的报告，2006 年有 16 个国家报道了水传播疫情；导致这些疫情暴发的病原是弯曲杆菌、杯状病毒、贾第鞭毛虫、隐孢子虫等。由于新发传染病的出现，过去的 40 年可谓医学史上的多事之秋。一些生态和经济因素使传染性病原体从一个大陆传播到了另一个大陆。如众所周知的疾病艾滋病、莱姆病、出血热、多重耐药结核病和 A 组链球菌感染。不良的卫生习惯造成了霍乱弧菌 O139 和产生青霉素酶淋病奈瑟菌等病原体的传播。发达国家存在严重的药物滥用行为，这直接导致了耐药结核病的出现（Ryan, 1992）。

森林砍伐是为了满足现代人的需求。森林砍伐在现代世界表现出媒介传播的疾病。森林是许多动物的栖息地，这种栖息地的枯竭造成了它们在人类居住地的频繁活动；这种活动是导致莱姆病、炭疽、黑死病、布鲁菌病等人畜共患疾病发生的主要原因。

全球化被认为是将病原体引入一个新区域的主要驱动因素。虽然全球化扩展了我们的知识、资源和技术，但它也伴随着一些具有挑战性的问题。旅行者将许多病原体带入了未受感染的地方，例如压载水造成流行性霍乱的例子（Wilson, 1995）。

耐药病原体的出现引起了全球关注。在过去的 20 年里，对两种以上不同种类的抗生素具有耐药性的微生物有所增加。这些多重耐药病原体在卫生保健环境中造成严重感染。1940 年，Abraham 和 Chain 首次报道了耐药性大肠杆菌的出现。1944 年，Kirby 报道了金黄色葡萄球菌对青霉素的耐药性。目前，几乎所有的细菌病原体都对市售抗生素产生了耐药性。显然，一些菌株，如铜绿假单胞菌、肉球菌、不动杆菌和金黄色葡萄球菌，用目前可用的抗生素几乎无法治疗（Tenover and McGowan, 1996）。细菌产生耐药性的主要原因更多的是为病毒感染保留抗生素。使用任何种类的抗生素来对抗未知的细菌病原体，都能杀死大量的细菌和目的病原体。但现在的情况已经变得非常糟糕，因为没有新的药物来控制多重耐药性细菌。因此，迫切需要开发出新型抗生素。

三、21世纪发现抗生素的需要

耐药性细菌的出现就像抗生素本身一样自然；自然界中耐药性的存在比我们所知道的还要古老。造成耐药性的主要原因是抗生素的处方缺乏监管和使用不规范。产生耐药性是不可避免的，因此迫切需要一些新的抗生素。为了控制传染病的快速传播，一些新的抗生素和现有抗生素的升级版本已经被合成用于商业用途。

2009年，一种用于控制病原体的新型抗生素特拉万星被发现，它是万古霉素的改进版，被 FDA 批准用于商业用途（Donadio et al, 2010）。特拉万星是万古霉素耐药病原体的唯一也是最后一线药物（图 3-1）。

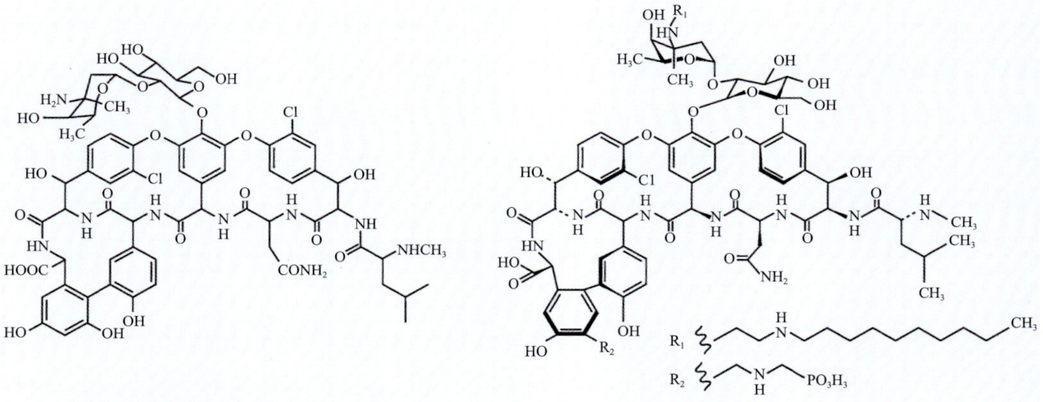

万古霉素　　　　　　　　　　　　　特拉万星

▲ 图 3-1　万古霉素和特拉万星的化学结构

四、头孢菌素

头孢菌素被设计用以限制 MRSA 和 VRE 菌株的生长。头孢洛林对包括肠球菌在内的革兰阳性病原菌具有良好的杀菌活性，已被 FDA 批准用于商业用途（Noel et al, 2008）（图 3-2）。然而，后来头孢菌素变得对敏感病原体的效力有限，因此，它很快被碳青霉烯 PZ-601 所取代（Eckburg, 2009）。除了这些药物，还推出了其他新的抗生素以清除致命的病原体。

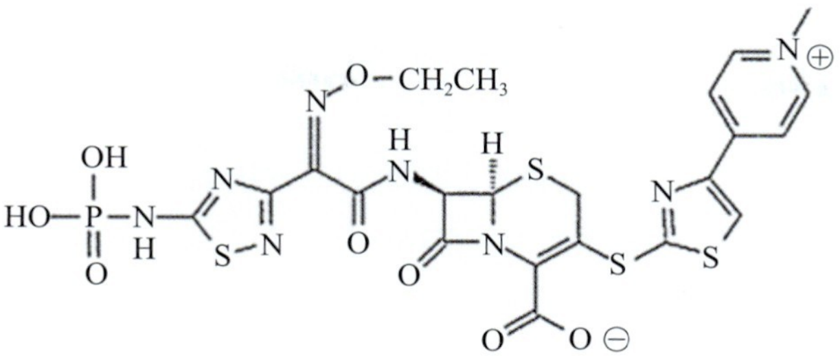

▲ 图 3-2　头孢洛林

　　噁唑烷酮衍生物，如雷得唑来和特地唑胺，被引入医学用于控制革兰阳性病原体（Surber, 2009）（图 3-3 和图 3-4）。

　　此外，氟喹诺酮类药物也已用于控制耐药性病原体。氟喹诺酮最先进的版本是德拉沙星、奈诺沙星和唑泊沙星，它们已被合成并批准用于控制革兰阳性和革兰阴性细菌（图 3-5 至图 3-7）（Saxton et al, 2009）。虽然这些新发现的药物是早期药物最先进的版本，但它们

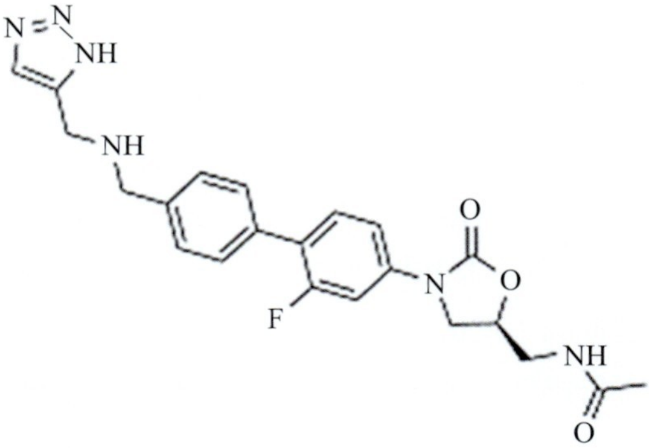

▲ 图 3-3　雷得唑来

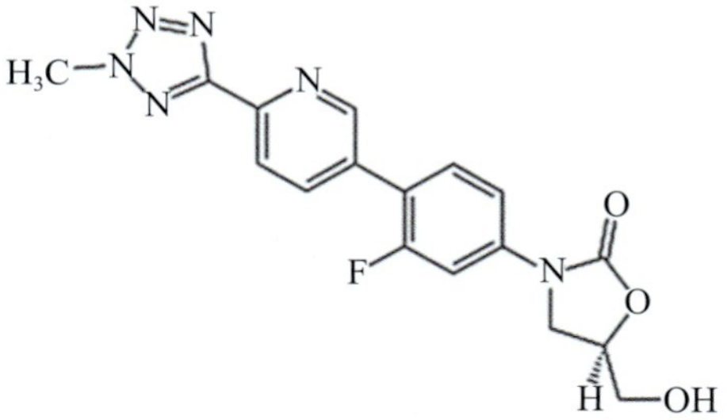

▲ 图 3-4　特地唑胺

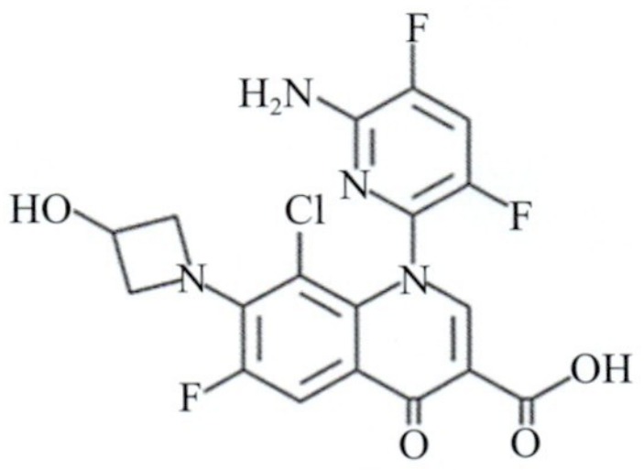

▲ 图 3-5　德拉沙星

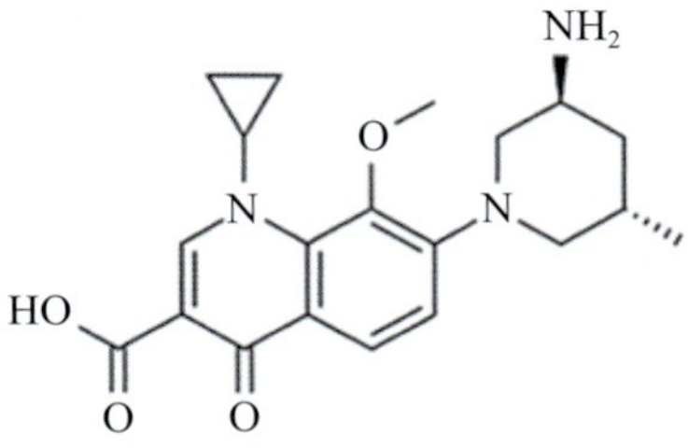

▲ 图 3-6　奈诺沙星

能对肠道菌群产生不利影响，经常导致艰难梭菌相关感染。因此为了快速控制艰难梭菌感染，引入了非达霉素和雷莫拉宁（Donadio et al, 2010）。

2012 年之后，作为美国食品药品管理局安全与创新法案（Kepplinger, 2015）的一部分，推出了 GAIN（立即产生抗生素激励措施）法案，以解决耐药性问题。2012 年 7 月 9 日—2017 年 9 月 30 日，美国食品药品管理局（FDA）批准了 12 种具有合格传染病产品（QIDP）质量认证的药品（FDA，2017）。美国疾病控制与预防中心（CDC）与美国国立卫生研究院（NIH）和卫生与公众服务部（HHS）下属的生物医学高级研究与发展局（BARDA）合作开展了一项抗生素管理工作，以寻找新的抗生素。为了发现新的抗生素，FDA 还批准了一份对公众构成严重威胁的病原体清单。这些病原体是 ESKAPE（肠球菌、金黄色葡萄球菌、克雷伯菌、铜绿假单胞菌、大肠杆菌）（CDC）。

FDA 对药品的批准基于 5 种常见适应证进行的：①急性细菌性皮肤和皮肤结构感染（ABSSSI）；②复杂性尿路感染（cUTI）；③社区获得性细菌性肺炎（CABP）；④医院和（或）呼吸机相关细菌性肺炎（HABP/VABP）；⑤复杂性腹腔内感染（cIAI）（Gottlieb and Food, 2018）（图 3–8）。FDA 批准的新型抗生素清单已在"橙皮书"中公布（表 3–1）。

上述抗生素已成功投放市场，用于商业用途。这些药物可以控制革兰阳性菌和革兰阴性菌的传播。然而，结核病（TB）仍然存在，这对制药行业和临床医生来说是一个巨大的挑战。制药业和研究人员在抗击耐药结核病方面面临的主要挑战是缺乏有效的抗生素和新抗生素的发现。虽已经使用了许多药物方案来控制结核病，然而，结核病仍是发展中国家人民的一个重大健康问题。几种最佳方案已被用于对抗广泛耐药（XDR）的结核分枝杆菌。世卫组织推荐了几种使用不同种类抗生素控制结核病的方案。但不幸的是，由于缺乏适当和有效的抗生素，结核分枝杆菌恐惧仍然存在于公众和临床医生中。为了减轻耐药结核病，正在研发新药物，其中许多正处于Ⅲ期、Ⅱ期和Ⅰ期试验。目前用于治疗结核病的一些抗生素如贝达喹啉、德拉马尼、普托马尼、苏特唑胺、Q203、SQ109、PBTZ169、OPC-167832 和 LCB01-0371（Dawson et al, 2017）。

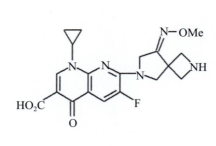

▲ 图 3–7　唑泊沙星

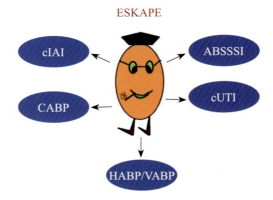

▲ 图 3–8　常见的耐药细菌感染需要先进药物

表 3-1　新发现的抗生素和抗真菌药物		
序　号	批准药物名称	适应证	批准日期
1	Dalvance（达巴万星），注射液	急性细菌性皮肤和皮肤结构感染（ABSSSI）的治疗	2014 年 5 月 23 日
2	Sivextro（磷酸特地唑胺），片剂	急性细菌性皮肤和皮肤结构感染（ABSSSI）的治疗	2014 年 6 月 20 日
3	Sivextro（磷酸特地唑胺），注射液	急性细菌性皮肤和皮肤结构感染（ABSSSI）的治疗	2014 年 6 月 20 日
4	Orbactiv（二磷酸奥利万星），注射液	急性细菌性皮肤和皮肤结构感染（ABSSSI）的治疗	2014 年 8 月 6 日
5	Zerbaxa（头孢洛扎和他唑巴坦），注射液	与甲硝唑联合治疗复杂性腹腔内感染（cIAI）；治疗复杂性尿路感染（cUTI），包括肾盂肾炎	2014 年 12 月 19 日
6	Avycaz（头孢他啶和阿维巴坦），注射液	与甲硝唑联合治疗复杂性腹腔内感染（cIAI）；治疗复杂性尿路感染（cUTI），包括肾盂肾炎	2015 年 2 月 25 日
7	Cresemba（艾沙康唑硫酸盐），胶囊	侵袭性曲霉菌病和侵袭性毛霉菌病的治疗	2015 年 3 月 6 日
8	Cresemba（艾沙康唑硫酸盐），注射液	侵袭性曲霉菌病和侵袭性毛霉病的治疗	2015 年 3 月 6 日
9	Baxdela（德拉沙星葡甲胺），片剂	急性细菌性皮肤和皮肤结构感染（ABSSSI）的治疗	2017 年 6 月 19 日
10	Baxdela（德拉沙星葡甲胺），注射液	急性细菌性皮肤和皮肤结构感染（ABSSSI）的治疗	2017 年 6 月 19 日
11	Vabomere（美罗培南和法硼巴坦），注射液	复杂性尿路感染（cUTI）的治疗，包括肾盂肾炎	2017 年 8 月 29 日
12	Solosec（塞克硝唑），颗粒	成年女性细菌性阴道病的治疗	2017 年 9 月 17 日

引自 2017 Antibiotic Use in the United States: Progress and Opportunities. CDC

五、贝达喹啉

贝达喹啉是一种使用最广泛的抗结核病药物，它挽救了许多人的生命。服用这种药物的患者出现了一些不良反应，如心脏电导率紊乱等。尽管如此，贝达喹啉仍广泛用于耐药结核病的治疗。幸运的是，不良反应可以通过监测药物处方得以控制。因此，贝达喹啉和其他相关药物正在试验中，用于控制结核病感染。贝达喹啉最重要的临床试验之一是NEXT-TB，该项目于 2019 年底完工。

NC-005 Ⅱ期试验（2017 年）的观察标明，CROI 与贝达喹啉、莫西沙星、普罗帕脒和吡嗪酰胺联合应用具有良好的抗菌活性，且无不良反应（Low, 2017）。同样，其他试验表明，贝达喹啉、德拉马尼以及两者的联合可用于控制多重耐药结核病。此外，有几种已批准的药物长期以来一直具有缓解结核病的趋势，这些药物包括异烟肼、利福霉素、氟喹诺酮类、利奈唑胺、氯法齐明、硝唑尼特和碳青霉烯类（Low, 2017）。

异烟肼和利福霉素被广泛用于限制结核病感染。另一方面，其他结核病药物也在实践中，但其剂量没有规定，例如，左氧氟沙星用于治疗结核病感染，但其剂量未确定。中国医学实践认为，左氧氟沙星治疗 4.5 个月比 1 个月对结核病更有效。氯法齐明是一种核心药物，目前用于控制结核病。氯法齐明的不良反应非常少，细菌的存活率低。因此，氯法齐明方案对多重耐药结核病的控制非常有效。然而，现有药物和正在试验的药物在机制和结构上存在一些差距，尽管研究人员正试图通过采用新技术来改变它们的结构和机制以弥补这些差距。

六、利奈唑胺

利奈唑胺是一种窄谱药物，对结核病具有有效的抗菌活性。当它被添加到治疗多重耐药结核病的方案中时，得到了显著的治疗效果。然而，利奈唑胺是 Nix 试验中常用的 3 种药物之一。Nix 试验是在南非正在进行的一项研究，其中利奈唑胺、贝达喹啉和普罗帕脒等药物方案被用于治疗多重耐药结核病和广泛耐药结核病（Nelson et al, 2017）。该试验的主要目标是优化利奈唑胺与其他方案药物的剂量。

七、硝唑尼特

硝唑尼特是一种具有抗寄生虫和抗病毒特性的广谱药物，正在作为结核病感染早期的有效药物使用。它是 20 世纪 80 年代开发的，现在用于控制结核感染。

八、碳青霉烯类

碳青霉烯类是一种扩展的 β- 内酰胺类抗生素，具有独特的抑制结核分枝杆菌生长的特性。美罗培南和亚胺培南是贝达喹啉的伴用药，广泛用于治疗结核病。这种药物方案对耐药结核病最有效。然而，碳青霉烯类药物的使用仍然非常有限。法罗培南与阿莫西林的研究试验正在进行中（图 3-9）。

近年来，在合作与研究网络的努力下，进行了不同方案的试验。因此，碳青霉烯、利奈唑胺和氯法齐明等药物的成功试验方案被用于治疗结核病（Tiberi et al, 2018）（图 3-9）。

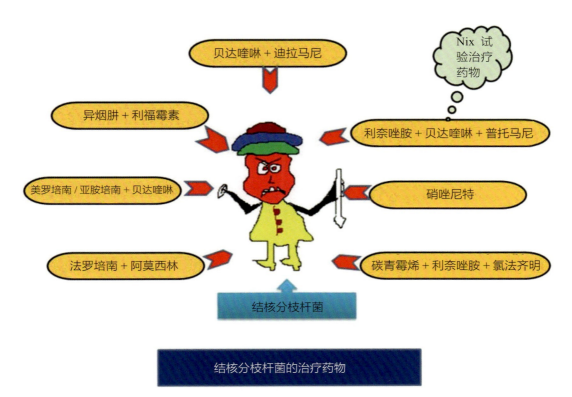

▲ 图 3-9　多重耐药结核分枝杆菌的抗生素治疗方案

九、高级版旧药

耐药性细菌的出现和新抗生素的发现并不同步。因此，为了对付超级细菌，新的抗生素已经从早期存在的抗生素中得以合成。以下为市售的新版本抗生素。

十、新型 β- 内酰胺类抗生素

已经开发出阿维巴坦、头孢唑烷、法硼巴坦、瑞来巴坦和铁载体等药物，可限制产生 β- 内酰胺酶的病原体引起的感染（Lapuebla et al, 2015）。2014 年，FDA 批准了一种名为 Zerbaxa 的药物，它是头孢唑烷 / 他唑巴坦的组合，用于治疗尿路感染和腹腔内感染。有研究表明，Zerbaxa 和甲硝唑联合治疗可以同时根除尿路感染和腹腔内感染（Lapuebla et al, 2015）（图 3-9）。

头孢他啶和阿维巴坦联合用于根除复杂的尿路感染和腹腔内感染，这种方案统称为阿维卡斯。

除此之外，还推出了一种新的单内酰胺环类和瑞来巴坦抗生素，它是旧的碳青霉烯和西司他汀的组合（Lapuebla et al, 2015）（图 3-10）。

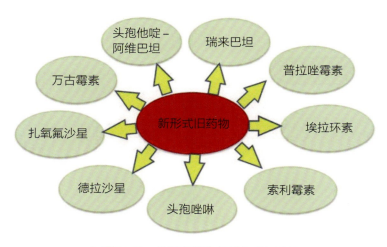

▲ 图 3-10　从已有药物中新合成的药物

研制了一种新型含头孢菌素 S649266 的铁载体，它对革兰阴性菌和尿路感染引起的血液感染有较好的疗效。这种抗生素是可注射的，目前正在进行三期试验。

一种新的氨基糖苷类普拉唑霉素已被合成，用于对抗多重耐药肠杆菌科细菌引起的感染；目前正处于试验的最后阶段（Garcia-Salguero et al, 2015）。

为了控制由多重耐药菌引起的尿路感染和其他感染，合成了一种具有广谱活性的新型四环素类埃拉环素（Zhanel et al, 2016）。但与左氧氟沙星相比，该抗生素未能达到控制尿路感染的目标，这是它治疗失败的主要原因。

索利霉素是四环素的新版本，与莫西沙星和左氧氟沙星相比，它是一种理想的口服药物，对多重耐药病原体有良好的疗效（Fernandes et al, 2016）。该新药已成功通过所有临床试验，并已提交 FDA 批准（Fernandes et al, 2016）。

新合成的德拉沙星和唑泊沙星是现有氟喹诺酮类抗生素的改良版本，旨在快速控制 MRSA 和其他多重耐药病原体感染。但这种药物有一些不良反应，因此它们在市场上的准入非常困难。

因在控制多重耐药、耐甲氧西林金黄色葡萄球菌和耐万古霉素肠道球菌方面的潜力，德帕唑胺和 MRX-1 受到欢迎。这些药物最先进的特点是它们的不良反应非常少。

因此，这是一个值得庆祝的时刻，因为我们很快就会得到一些新的、最可靠的抗生素来挑战致命的病原体。此外，分子技术和纳米技术的应用使医疗实践走向了新的方向。

参考文献

[1] Abraham EP, Chain E (1940) An enzyme from bacteria able to destroy penicillin. Nature 146(3713):837

[2] Burnet M, Burnet FM, White DO (1972) Natural history of infectious disease. CUP Archive

[3] Cullinan M, Clarke M, Dallman T, Peart S, Wilson D, Weiand D (2017) Salmonella Typhimurium gastroenteritis leading to chronic prosthetic vascular graft infection. JMM Case Rep 4(8):e005104

[4] Dawson R, Harris K, Conradie A, Burger D, Murray S, Mendel C, Spigelman M (2017) Efficacy of bedaquiline, pretomanid, moxifloxacin & PZA (BPAMZ) against DS-& MDR-TB. In: Conference on retroviruses and opportunistic infections [proceedings on the internet], pp 13-16

[5] Donadio S, Maffioli S, Monciardini P, Sosio M, Jabes D (2010) Antibiotic discovery in the twenty-first century: current trends and future perspectives. J Antibiot 63(8):423

[6] Eckburg P (2009) Focus 1 and 2: randomized double-blinded, multicenter phase III trials of the efficacy and safety of ceftaroline (CPT) vs ceftriaxone (CRO) in community-acquired pneumonia (CAP). In: Abstracts of papers of 49th Intersci Conf on Antimicrob Agents Chemother, San Francisco, 2009

[7] European Centre for Disease Prevention and Control (2008) Annual epidemiological report on communicable diseases, 2008. European Centre for Disease Prevention of Control, Stockholm

[8] FDA, DRAFT GUIDANCE (2017 January) Medical product communications that are consistent with the Food and Drug Administration-required Labeling—questions and answers, https://www.fda.gov/downloads/drugs/gui dancecomplianceregulatoryinformation/guidances/ucm537130.pdf

[9] Fernandes P, Martens E, Bertrand D, Pereira D (2016) The solithromycin journey—it is all in the chemistry. Bioorg Med Chem. https://doi.org/10.1016/j.bmc.2016.08.035

[10] Garcia-Salguero C, Rodriguez-Avial I, Picazo JJ, Culebras E (2015) Can plazomicin alone or in combination be a therapeutic option against carbapenem-resistant *Acinetobacter baumannii*? Antimicrob Agents Chemother 59(10). (2015)):5959-5966

[11] Gibbons RJ (1964) The source of salivary bacteria. Arch Oral Biol 9:101-103

[12] Gonzalez-Escobedo G, Marshall JM, Gunn JS (2011) Chronic and acute infection of the gall bladder by Salmonella Typhi: understanding the carrier state. Nat Rev Microbiol 9(1):9

[13] Gottlieb S, Food, U.S (2018) Statement from FDA Commissioner Scott Gottlieb. In: MD on new steps to improve FDA review of shared risk evaluation and mitigation strategies to improve generic drug access. US Food and Drug Administration. [Online]. https://www.fda.gov/NewsEvents/Newsroom/PressAnnouncements/ucm584259.htm. p 14

[14] Hunter PR (2003) Climate change and waterborne and vector-borne disease. J Appl Microbiol 94:37-46

[15] Kepplinger EE (2015) FDA's expedited approval mechanisms for new drug products. Biotechnol Law Rep 34(1):15-37

[16] Kirby WM (1944) Extraction of a highly potent penicillin inactivator from penicillin resistant staphylococci. Science 99(2579):452-453

[17] Lapuebla A, Abdallah M, Olafisoye O, Cortes C, Urban C, Landman D, Quale J (2015) Activity of imipenem with relebactam against gram-negative pathogens from New York City. Antimicrob Agents Chemother 59(8):5029-5031. https://doi.org/10.1128/AAC.00830-15

[18] Low M (2017) The tuberculosis treatment pipeline: a breakthrough year for the treatment of XDR-TB. PIPELINE REPORT. p 129

[19] Mack A, Choffnes ER, Hamburg MA, Relman DA (eds) (2009) Microbial evolution and coadaptation: a tribute to the life and scientific legacies of Joshua Lederberg: workshop summary. National Academies Press

[20] Nelson K et al (2017) Whole-genome sequencing and spatial analysis of XDR-TB transmission in South Africa. Conference on Retroviruses and Opportunistic Infections (CROI 2017), Seattle, abstract 77

[21] Noel GJ, Bush K, Bagchi P, Ianus J, Strauss RS (2008) A randomized, double-blind trial comparing ceftobiprole medocaril with vancomycin plus ceftazidime for the treatment of patients with complicated skin and skin-structure infections. Clin Infect Dis 46(5):647-655

[22] O'Gara JP (2017) Into the storm: chasing the opportunistic pathogen *Staphylococcus aureus* from skin colonisation to life-threatening infections. Environ Microbiol 19(10):3823-3833

[23] Patz JA, Graczyk TK, Geller N, Vittor AY (2000) Effects of environmental change on emerging parasitic diseases. Int J Parasitol 30(12-13):1395-1405

[24] Ryan F (1992) The forgotten plague: how the battle against tuberculosis was won - and lost. Little, Brown, p 323

[25] Saxton K, Baines SD, Freeman J, O'Connor R, Wilcox MH (2009) Effects of exposure of *Clostridium difficile* PCR ribotypes 027 and 001 to fluoroquinolones in a human gut model. Antimicrob Agents Chemother 53(2):412-420

[26] Sparling PF (1983a) Bacterial virulence and pathogenesis: an overview. Rev Infect Dis 5(Suppl 4):S637-S646

[27] Sparling GP (1983b) Estimation of microbial biomass and activity in soil using microcalorimetry. J Soil Sci 34(2):381-390

[28] Surber J (2009) Efficacy and safety of torezolid phosphate (torezolid) in a dose-ranging phase 2 randomized, double-blind study in patients with severe complicated skin and skin structure infections (cSSSI). In: Abstracts of papers of 49th Interscience Conference on Antimicrob Agents Chemother, San Francisco, 2009

[29] Tenover FC, McGowan JE Jr (1996) Reasons for the emergence of antibiotic resistance. Am J Med Sci 311(1):9-16

[30] Tiberi S, Payen MC, Manika K, Ladeira I, Gonzalez Sanz M, Muñoz-Torrico M et al (2018) Clinical cases. In: Migliori GB, Bothamley G, Duarte R (eds) Tuberculosis (ERS monograph). European Respiratory Society, Sheffield, pp 381-398

[31] Wilson ME (1995) Travel and the emergence of infectious diseases. Emerg Infect Dis 1(2):39

[32] Ylikoski J, Savolainen S, Jousimies-Somer H (1989) Bacterial flora in the nasopharynx and nasal cavity of healthy young men. ORL 51(1):50-55

[33] Zhanel GG, Cheung D, Adam H, Zelenitsky S, Golden A, Schweizer F, Gorityala B, Lagace-Wiens PR, Walkty A, Gin AS, Hoban DJ, Karlowsky JA (2016) Review of eravacycline, a novel fluorocycline antibacterial agent. Drugs 76(5):567-588

第4章 耐药性：在不同细菌中的作用模式

Antibiotic Resistance: Role and Pattern in Different Class of Bacteria

摘 要

微生物可以在任何恶劣的条件下生存，包括非生物和生物（宿主机体）环境。在这方面，细菌被赋予了动态和多功能的细胞壁结构。细菌的细胞壁对于维持细菌的完整性和为其提供保护是必不可少的。细菌根据细胞壁结构的不同可分为革兰阳性菌和革兰阴性菌。革兰阳性菌具有肽聚糖，而革兰阴性菌在其细胞壁中含有脂多糖。大多数有害化学物质不能通过这种细菌保护层进入细胞。然而，细菌的这种保护结构最终要为它们的死亡负责，因为它是大多数抗生素的靶标。β- 内酰胺类抗生素以细菌细胞壁中的肽聚糖为靶点来抑制其生长，当然已有一系列抗生素可靶向细菌细胞的不同部位。在本章中，我们阐述了细菌细胞壁的各种成分及其靶向抗生素。

细菌细胞不同于动物细胞，因为它们具有细胞壁。抗生素是针对细菌细胞壁的，对哺乳动物细胞没有明显影响。细菌的细胞壁由聚糖（糖）和肽（蛋白质）组成。一些细菌在其细胞质膜上有单层或多层的细胞壁，而革兰阴性细菌还包含外层双分子层脂质。因此，抑制细胞壁合成是大多数抗生素的主要作用方式。抑制肽聚糖合成会进一步导致渗透功能丧失，使细菌细胞死亡（Creative biolabs, 2019; Epand et al, 2016; Romaniuk and Cegelski, 2015）。我们知道有许多针对细菌细胞膜的抗生素，由于细菌已经进化出对细胞壁靶向抗生素的耐药性，因此仍然需要新的强效抗生素（Epand et al, 2016; PMLiVE, 2014）。由于细菌和哺乳动物的细胞膜存在显著差异，靶向细胞壁抗生素一直是人们研究的重点。在细菌细胞膜中，阴离子脂质一直暴露在表面，而在哺乳动物细胞膜中，阴离子脂质却被隔离在朝向细胞内部的单层上。由于这个原因，抗菌药物通常是阳离子性质的，从而它们可以对细菌细胞膜有更强的亲和力（Alves and Olívia Pereira, 2014; Epand et al, 2016; Perkins 1969; Fjell et al, 2012; Epand and Vogel, 1999）。事实上在细菌域中，革兰阳性菌和革兰阴性菌的细胞壁结构有着根本的区别（图 4-1）。

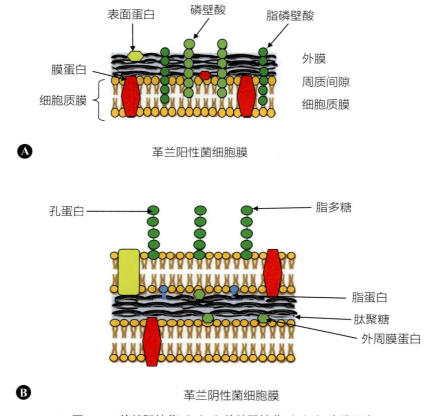

▲ 图 4-1　革兰阳性菌（A）和革兰阴性菌（B）细胞膜示意

一、肽聚糖干预

革兰阴性菌和革兰阳性菌细胞壁中的肽聚糖是开发新型抗生素的理想靶点。它具有特异性，是细菌细胞壁的主要成分，存在于细菌细胞质膜外（Rogers et al, 1980; Nanninga, 1998; Vollmer et al, 2008; Creative biolabs, 2019; Mengin-Lecreulx and Lemaitre, 2005）（图 4-2）。肽聚糖通过对抗膨胀压来维持细胞的完整性。但通过突变或用抗生素抑制肽聚糖的生物合成可导致细胞溶解。

目前已发现多种抗生素可在不同阶段抑制肽聚糖的合成。一些最成功的和广泛使用的抗生素，如 β- 内酰胺类和糖肽类，抑制肽聚糖合成，而杆菌肽破坏肽聚糖前体转运，万古霉素

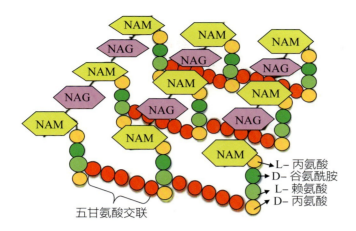

L- 丙氨酸
D- 谷氨酰胺
L- 赖氨酸
D- 丙氨酸

五甘氨酸交联

▲ 图 4-2　肽聚糖聚合物结构

NAG. N- 乙酰葡萄糖胺；NAM. N- 乙酰胞壁酸

影响肽聚糖交联（Yarlagadda et al, 2014; Ślusarz et al, 2014; Chawla-Sarkar et al, 2004; Worthington and Melander, 2013; Hamed et al, 2013; Liu and Breukink, 2016; Creative biolabs, 2019）。

二、磷壁酸干预

磷壁酸是革兰阳性菌细胞壁的重要组成部分，也是存在于所有革兰阳性菌中不可或缺的组成成分（D' Elia et al, 2006, 2009; Weidenmaier et al, 2004; Atilano et al, 2010; Campbell et al, 2010; Farha et al, 2012; Brown et al, 2012; Sewell and Brown, 2014）（图 4-3）。

磷壁酸基本都是由多元醇磷酸盐组成的聚合物。通常以脂磷壁酸（LTA）和壁磷壁酸（WTA）两种形式出现。LTA 与类质膜相连，而 WTA 与肽聚糖相连。LTA 在细菌生理和生长中起着重要的作用，并参与了膜稳态。WTA 在维持杆状细菌细胞形态和细胞分化方面起着至关重要的作用（Tankeshwar, 2013; Sewell and Brown, 2014; Brown et al, 2013）。WTA 通过与 N- 乙酰胞壁酸 C_6 羟基端的磷酸二酯键与肽聚糖共价连接（Neuhaus and Baddiley, 2003; Swoboda et al, 2010）。有文献记载，革兰阳性菌细胞壁约 60% 的质量由 WTA 组成。Neuhaus 和 Baddiley 对其化学结构进行研究指出，WTA 的化学结构在革兰阳性菌中存在差异（Neuhaus and Baddiley, 2003; Swoboda et al, 2010）。但 WTA 通常由甘露聚糖（β1 → 4）N- 乙酰葡萄糖胺二糖与甘油磷酸（1–3）组成，甘油磷酸与甘露聚糖残基的 C4 羟基相连，然后是长链甘油或磷酸核糖醇重复序列（图 4-4）（Endl et al, 1983, 1984; Araki and Ito, 1989; Coley et al, 1978; Kojima et al, 1983; Vinogradov et al, 2006; Yokoyama et al, 1986; Swoboda et al, 2010）。

近年来，耐甲氧西林金黄色葡萄球菌（MRSA）引起的感染在美国已成为一个备受关注的严重问题（Boucher and Corey, 2008; Swoboda et al, 2010）。对于这种耐药性细菌的控制，

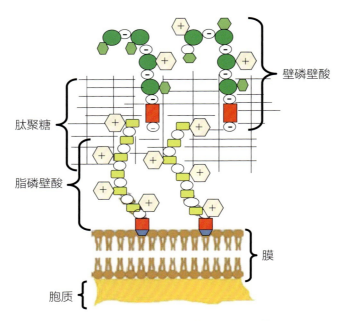

▲ 图 4-3　革兰阳性菌细胞壁内的磷壁酸聚合物
引自 Brown et al, 2013

没有新的抗生素；因此，迫切需要探索新的策略来控制金黄色葡萄球菌感染。在这方面，有人猜测 WTA 的生物合成途径将成为抗生素的靶点。针对该途径的抗菌药物有两种不同类型，即抗病毒靶点（TarA and TarO）（图 4-5；用绿色表示）和抗生素靶点（条件必需的下游酶，用红色表示）（Boucher and Corey, 2008; Swoboda et al, 2010）。

　　发现 WTA 抑制剂的策略基本上是针对非必需生物合成途径的必需基因（Swoboda et al, 2009, 2010）。这些抑制剂主要针对野生菌株聚合物的表达，被认为是生物合成途径及其必需酶的理想靶点（Swoboda et al, 2009, 2010）。许多研究者致力于 WTA 抑制剂的研究，他们探索了靶向生物合成途径的各个步骤（后期作用步骤）；因此，这种靶向剂可以作为新抗生素发现的基础。虽然抗菌药物的功效及其使用策略仍有待解决，但已经发现了两类 WTA 耐药突变体，一类涉及靶基因（TarG）突变并逃逸了靶向抗生素，另一类涉及改变或抑制 WTA 表达的 *TarA* 或 *TarO* 基因（Swoboda et al, 2009, 2010）。

三、脂多糖干预

　　脂多糖是细菌细胞壁内由多糖和脂质组成的大分子。是革兰阴性菌细胞壁的组成部分，可作为抗原激活动物的免疫反应。革兰阴性菌在其细胞壁中其有疏水部分（脂多糖），称为脂质 A；除此之外，脂多糖还有一个不重复的低聚糖核心，与远端多糖（称为 O 抗原）相连，并从细菌表面进一步延伸（Raetz and Whitfield, 2002; Creative biolabs, 2019; Matsuura, 2013）（图 4-6）。

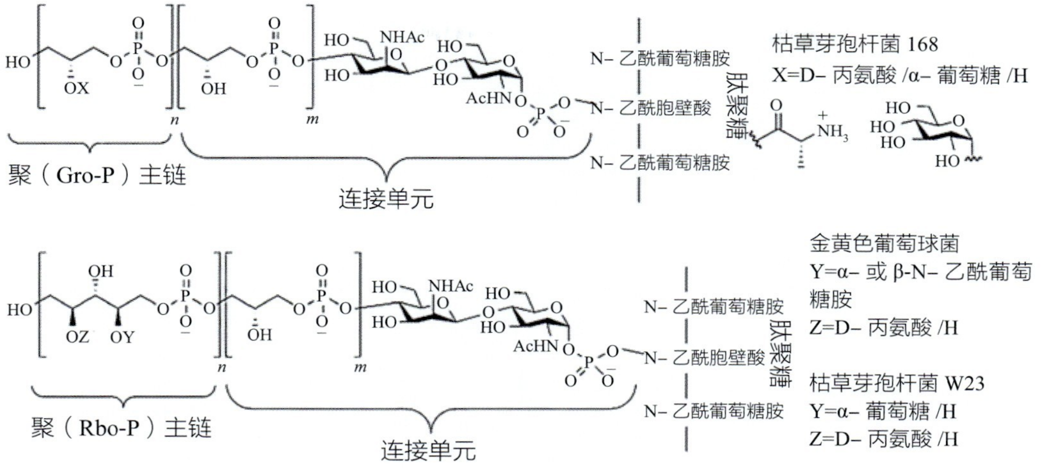

▲ 图 4-4 磷壁酸化学结构的表示

引自 Swoboda et al, 2010

抗生素（多肽抗生素）如多黏菌素 E 或 B 与革兰阴性菌脂多糖的脂质 A 结合。多黏菌素 B 通过破坏细胞壁来抑制细胞。然而，细菌通过双组分调控系统 PhoP/PhoQ 和 PmrAB 的突变，修饰脂质 A 的磷酸基团获得了对多黏菌素 B 的耐药性（Farizano et al, 2012; Gutu et al, 2013; Harris et al, 2013; Miller et al, 2011; Epand et al, 2016）。

四、磷脂干预

细菌膜的脂质含量因物种而异。细菌磷脂具有与真核生物相同的头基结构；然而细菌中的酰基链比真核生物更饱和且更短（Ratledge and Wilkinson, 1988; Epand et al, 2016）。主要的磷脂类有磷脂酰甘油（PG）、磷脂酰乙醇胺（PE）和心磷脂（CL）。阴离子脂质和 PE 仍然暴露在细菌膜表面（外部），而在真核生物中，它们却分散在细胞质表面（Ratledge and Wilkinson, 1988; Epand et al, 2016）。因此，利用这一特性可以进一步合成对细菌脂质具有特异性的新型抗菌药物（图 4-7）。从犬链霉菌中分离得到的端霉素属于环肽家族；该抗生素针对革兰阳性菌的细胞壁（MISIEK et al, 2001; Epand et al, 2016; Sheehan et al, 1968）。最近发现远霉素及其衍生物可通过裂解细胞壁快速杀死多重耐药菌（MDR）（Epand et al, 2016; Fu et al, 2015）。LL-A-0341β 是远霉素的类似物，对革兰阳性菌的细胞质膜（脂质含量）具有特异性（Epand et al, 2016; Oliva et al, 1993）。达托霉素与膜表面的心磷脂相互作用。抗生素的作用方式与细胞分裂过程中参与细胞膜隔膜形成的分子的相互作用有关；这

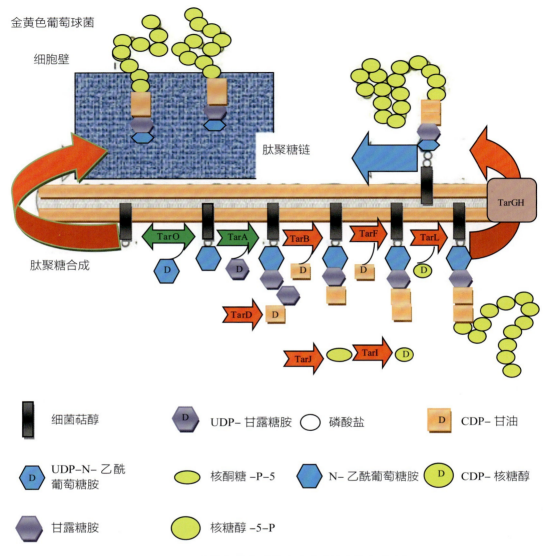

▲ 图4-5 金黄色葡萄球菌壁磷壁酸的生物合成途径

绿色表示非必需的壁磷壁酸途径酶，该途径缺失导致形成无毒表型。红色表示条件性必需酶，在野生型中缺失这种酶会导致死亡。磷酸核糖醇聚合物的转运是由双组分ABC转运体TarGH促进的，TarGH是一种酶（未鉴定），通过磷酸二酯键与肽聚糖的MurNAc糖共价连接。所有金黄色葡萄球菌菌株都获得一套本质上同源的酶，称为TarI′、J′和K，它确定了一种不同的壁磷壁酸聚合物（K-WTA）的合成，尽管它们的细胞功能尚不清楚（引自Swoboda et al, 2010）

是一种钙依赖机制（Epand et al, 2016; Pogliano et al, 2012）。然而，粪肠球菌通过突变靶点（心磷脂合成）进化出了对达托霉素的耐药机制（Epand et al, 2016; Tran et al, 2013）。

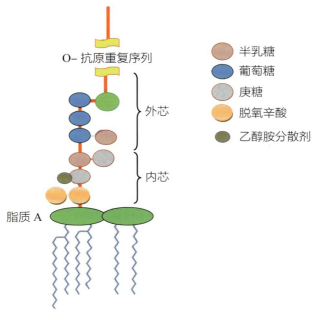

▲ 图 4-6　细菌脂多糖

引自 http://www.lipidhome.co.uk/lipids/simple/lipidA/index.htm

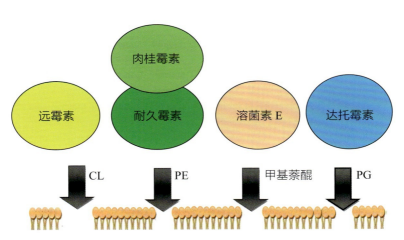

▲ 图 4-7　抗菌肽及其脂质靶向细菌细胞膜

抗菌肽的特征基于它们对膜脂质的特异性；肉桂霉素和耐久霉素以磷脂酰乙醇胺（PE）为靶点，达托霉素以磷酰甘油（PG）为靶点，溶菌素 E 以甲萘醌为靶点，远霉素以心磷脂（CL）为靶点

参考文献

[1] Alves D, Olívia Pereira M (2014) Mini-review: antimicrobial peptides and enzymes as promising candidates to functionalize biomaterial surfaces. Biofouling 30(4):483-499

[2] Araki Y, Ito E (1989) Linkage units in cell walls of gram-positive bacteria. Crit Rev Microbiol 17(2):121-135

[3] Atilano ML, Pereira PM, Yates J, Reed P, Veiga H, Pinho MG, Filipe SR (2010) Teichoic acids are temporal and spatial regulators of peptidoglycan cross-linking in *Staphylococcus aureus*. Proc Natl Acad Sci 107(44):18991-18996

[4] Boucher HW, Corey GR (2008) Epidemiology of methicillin-resistant *Staphylococcus aureus*. Clin Infect Dis 46(Suppl 5):S344-S349

[5] Brown S, Xia G, Luhachack LG, Campbell J, Meredith TC, Chen C, Winstel V, Gekeler C, Irazoqui JE, Peschel A, Walker S (2012) Methicillin resistance in *Staphylococcus aureus* requires glycosylated wall teichoic acids. Proc Natl Acad Sci 109(46):18909-18914

[6] Brown S, Santa Maria JP Jr, Walker S (2013) Wall teichoic acids of gram-positive bacteria. Annu Rev Microbiol 67:313-336

[7] Campbell J, Singh AK, Santa Maria JP Jr, Kim Y, Brown S, Swoboda JG, Mylonakis E, Wilkinson BJ, Walker S (2010) Synthetic lethal compound combinations reveal a fundamental connection between wall teichoic acid and peptidoglycan biosyntheses in *Staphylococcus aureus*. ACS Chem Biol 6(1):106-116

[8] Chawla-Sarkar M, Bae SI, Reu FJ, Jacobs BS, Lindner DJ, Borden EC (2004) Downregulation of Bcl-2, FLIP or IAPs (XIAP and survivin) by siRNAs sensitizes resistant melanoma cells to Apo2L/TRAIL-induced apoptosis. Cell Death Differ 11(8):915

[9] Coley J, Tarelli E, Archibald AR, Baddiley J (1978) The linkage between teichoic acid and peptidoglycan in bacterial cell walls. FEBS Lett 88(1):1-9

[10] Creative biolabs (2019) Interference with cell wall synthesis. https://www.creative-biolabs.com/ drug-discovery/therapeutics/interference-with-cell-wall-synthesis.htm

[11] D'Elia MA, Millar KE, Beveridge TJ, Brown ED (2006) Wall teichoic acid polymers are dispensable for cell viability in Bacillus subtilis. J Bacteriol 188(23):8313-8316

[12] D'Elia MA, Henderson JA, Beveridge TJ, Heinrichs DE, Brown ED (2009) The N-acetylmannosamine transferase catalyzes the first committed step of teichoic acid assembly in Bacillus subtilis and *Staphylococcus aureus*. J Bacteriol 191(12):4030-4034

[13] Endl J, Seidl HP, Fiedler F, Schleider KH (1983) Chemical composition and structure of cell wall teichoic acids of staphylococci. Arch Microbiol 135(3):215-223

[14] Endl J, Seidl PH, Fiedler F, Schleifer KH (1984) Determination of cell wall teichoic acid structure of staphylococci by rapid chemical and serological screening methods. Arch Microbiol 137(3):272-280

[15] Epand RM, Vogel HJ (1999) Diversity of antimicrobial peptides and their mechanisms of action. Biochim Biophys Acta (BBA) Biomembr 1462(1-2):11-28

[16] Epand RM, Walker C, Epand RF, Magarvey NA (2016) Molecular mechanisms of membrane targeting antibiotics. Biochim Biophys Acta (BBA) Biomembr 1858(5):980-987

[17] Farha MA, Leung A, Sewell EW, D'Elia MA, Allison SE, Ejim L, Pereira PM, Pinho MG, Wright GD, Brown ED (2012) Inhibition of WTA synthesis blocks the cooperative action of PBPs and sensitizes MRSA to β-lactams. ACS Chem Biol 8(1):226-233

[18] Farizano JV, de las Mercedes Pescaretti M, López FE, Hsu FF, Delgado MA (2012) The PmrAB system-inducing conditions control both lipid A remodeling and O-antigen length distribution, influencing the Salmonella typhimurium-host interactions. J Biol Chem 287(46):38778-38789

[19] Fjell CD, Hiss JA, Hancock RE, Schneider G (2012) Designing antimicrobial peptides: form follows function. Nat Rev Drug Discov 11(1):37

[20] Fu C, Keller L, Bauer A, Brönstrup M, Froidbise A, Hammann P, Herrmann J, Mondesert G, Kurz M, Schiell M, Schummer D (2015) Biosynthetic studies of telomycin reveal new lipopeptides with enhanced activity. J Am Chem Soc 137(24):7692-7705

[21] Gutu AD, Sgambati N, Strasbourger P, Brannon MK, Jacobs MA, Haugen E, Kaul RK, Johansen HK, Høiby N, Moskowitz SM (2013) Polymyxin resistance of *Pseudomonas aeruginosa* phoQ mutants is dependent on additional two-component regulatory systems. Antimicrob Agents Chemother 57(5):2204-2215

[22] Hamed RB, Gomez-Castellanos JR, Henry L, Ducho C, McDonough MA, Schofield CJ (2013) The enzymes of beta-lactam biosynthesis. Nat Prod Rep 30:21-107

[23] Harris TL, Worthington RJ, Hittle LE, Zurawski DV, Ernst RK, Melander C (2013) Small molecule downregulation of PmrAB reverses lipid A modification and breaks colistin resistance. ACS Chem Biol 9(1):122-127

[24] Kojima N, Araki Y, Ito E (1983) Structure of linkage region between ribitol teichoic acid and peptidoglycan in cell walls of *Staphylococcus aureus* H. J Biol Chem 258(15):9043-9045

[25] Liu Y, Breukink E (2016) The membrane steps of bacterial cell wall synthesis as antibiotic targets. Antibiotics 5(3):28

[26] Matsuura M (2013) Structural modifications of bacterial lipopolysaccharide that facilitate gram-negative bacteria evasion of host innate immunity. Front Immunol 4:109

[27] Mengin-Lecreulx D, Lemaitre B (2005) Structure and metabolism of peptidoglycan and molecular requirements allowing its detection by the Drosophila innate immune system. J Endotoxin Res 11(2):105-111

[28] Miller AK, Brannon MK, Stevens L, Johansen HK, Selgrade SE, Miller SI, Høiby N, Moskowitz SM (2011) PhoQ mutations promote lipid A modification and polymyxin resistance of *Pseudomonas aeruginosa* found in colistin-treated cystic fibrosis patients. Antimicrob Agents Chemother 55(12):5761-5769

[29] Misiek M, Fardig OB, Gourevitch A, Johnson DL, Hooper IR, Lein J (2001) Telomycin, a new antibiotic. Antibiot Annu 5:852-855

[30] Nanninga N (1998) Morphogenesis of *Escherichia coli*. Microbiol Mol Biol Rev 62(1):110-129

[31] Neuhaus FC, Baddiley J (2003) A continuum of anionic charge: structures and functions of D-alanyl-teichoic acids in gram-positive bacteria. Microbiol Mol Biol Rev 67(4):686-723

[32] Oliva B, Maiese WM, Greenstein M, Borders DB, Chopra I (1993) Mode of action of the cyclic depsipeptide antibiotic LL-AO34β1 and partial characterization of a *Staphylococcus aureus* mutant resistant to the antibiotic. J Antimicrob Chemother 32(6):817-830

[33] Perkins HR (1969) The configuration of 2, 6-diamino-3-hydroxypimelic acid in microbial cell walls. Biochem J 115(4):797-805

[34] PMLiVE (2014) Cell wall inhibitors for bacterial infections. http://www.pmlive.com/pharma_news/ cell_wall_inhibitors_for_bacterial_infections_530814?SQ_DESIGN_NAME=2

[35] Pogliano J, Pogliano N, Silverman JA (2012) Daptomycin-mediated reorganization of membrane architecture causes mislocalization of essential cell division proteins. J Bacteriol 194(17):4494-4504

[36] Raetz CR, Whitfield C (2002) Lipopolysaccharide endotoxins. Annu Rev Biochem 71(1):635-700

[37] Ratledge C, Wilkinson SG (1988) Microbial lipids. Academic, San Diego

[38] Rogers HJ, Perkins HR, Ward JB (1980) Microbial cell walls and membranes, vol 541. Chapman and Hall, London

[39] Romaniuk JA, Cegelski L (2015) Bacterial cell wall composition and the influence of antibiotics by cell-wall and whole-cell NMR. Philos Trans R Soc B Biol Sci 370(1679):20150024

[40] Sewell EW, Brown ED (2014) Taking aim at wall teichoic acid synthesis: new biology and new leads for antibiotics. J Antibiot 67(1):43

[41] Sheehan JC, Mania D, Nakamura S, Stock JA, Maeda K (1968) The structure of telomycin. J Am Chem Soc 90(2):462-470

[42] Ślusarz R, Szulc M, Madaj J (2014) Molecular modeling of Gram-positive bacteria peptidoglycan layer, selected glycopeptide antibiotics and vancomycin derivatives modified with sugar moieties. Carbohydr Res 389:154-164

[43] Swoboda JG, Meredith TC, Campbell J, Brown S, Suzuki T, Bollenbach T, Malhowski AJ, Kishony R, Gilmore MS, Walker S (2009) Discovery of a small molecule that blocks wall teichoic acid biosynthesis in *Staphylococcus aureus*. ACS Chem Biol 4(10):875-883

[44] Swoboda JG, Campbell J, Meredith TC, Walker S (2010) Wall teichoic acid function, biosynthesis, and inhibition. Chembiochem 11(1):35-45

[45] Tankeshwar (2013) Teichoic acid/lipoteichoic acid: characteristics and medical importance. https://microbeonline.com/teichoic-acid-of-gram-positive-bacteria-characteristics-and-medi cal-importance/

[46] Tran TT, Panesso D, Mishra NN, Mileykovskaya E, Guan Z, Munita JM, Reyes J, Diaz L, Weinstock GM,

Murray BE, Shamoo Y (2013) Daptomycin-resistant *Enterococcus faecalis* diverts the antibiotic molecule from the division septum and remodels cell membrane phospholipids. MBio 4(4):e00281-e00213

[47] Vinogradov E, Sadovskaya I, Li J, Jabbouri S (2006) Structural elucidation of the extracellular and cell-wall teichoic acids of *Staphylococcus aureus* MN8m, a biofilm forming strain. Carbohydr Res 341(6):738-743

[48] Vollmer W, Blanot D, De Pedro MA (2008) Peptidoglycan structure and architecture. FEMS Microbiol Rev 32(2):149-167

[49] Weidenmaier C, Kokai-Kun JF, Kristian SA, Chanturiya T, Kalbacher H, Gross M, Nicholson G, Neumeister B, Mond JJ, Peschel A (2004) Role of teichoic acids in *Staphylococcus aureus* nasal colonization, a major risk factor in nosocomial infections. Nat Med 10(3):243

[50] Worthington RJ, Melander C (2013) Overcoming resistance to β-lactam antibiotics. J Org Chem 78(9):4207-4213

[51] Yarlagadda V, Akkapeddi P, Manjunath GB, Haldar J (2014) Membrane active vancomycin analogues: a strategy to combat bacterial resistance. J Med Chem 57(11):4558-4568

[52] Yokoyama K, Miyashita T, Araki Y, Ito E (1986) Structure and functions of linkage unit intermediates in the biosynthesis of ribitol teichoic acids in *Staphylococcus aureus* H and Bacillus subtilis W23. Eur J Biochem 161(2):479-489

第5章　耐药性细菌对农业、畜牧业和环境的影响

Effect of Drug-Resistant Bacteria on Agriculture, Livestock, and Environment

摘　要

细菌耐药性是全球公共卫生面临的最严重的问题。抗生素的滥用和间歇性使用是发展中国家出现细菌耐药性的主要原因。此外，不良的农业耕作，无医生处方持续给牲畜饲喂抗生素以及环境因素也是耐药性细菌在世界各地出现和传播的原因。每年，牲畜都要消耗很大一部分市售抗生素，而消耗的这些抗生素所产生的代谢废物对农业和非农业用地造成了污染。在本章中，我们试图找出这三个主要因素与导致细菌出现耐药性之间的因果关系。

不良的卫生习惯，气候变化，水和森林等自然资源的开发以及全球化为病媒在全球传播病原体提供了有利环境。虽然微生物与我们生活在一起没有受到任何伤害，但有时恶劣的环境条件会使它们的特性发生改变，从非致病性转变为致病性，它们侵入宿主屏障，在宿主中定居并进一步造成各种疾病。然而，医学科学在现代医学的帮助下限制了它们。抗生素的发现和应用以及卫生状况的改善使人类的寿命已经超过了预期。抗生素是医学史上的一项伟大发现，但细菌却因其多变的特性而让这一屡获殊荣的发现失去了神奇的光环。在过去的几十年里，在没有处方的情况下滥用和使用抗生素对环境和人类健康造成了严重危害（Berkner et al, 2014）。在全球范围抗生素及其残留物被视为环境污染物（Xi et al, 2009）。水和土壤环境被认为是抗生素废物和耐药性微生物的重要储存库（Manyi-Loh et al, 2018; Samie et al, 2012; Riesenfeld et al, 2004）。本章揭示了抗生素的使用及其在环境和农业中的残留情况。

一、环境和农业用地中的抗生素来源

来自抗生素制药工业、市政、医院和动物农场的废水是环境和农业用地抗生素污染的主要来源。除此之外，人和动物消耗的抗生素进一步通过尿液和粪便排出体外，也被认为是抗生素污染的重要来源。由于动物粪便经常被用作肥料，这就使抗生素就找到了一条污染农田的途径（Antibiotics in the environment, 2013）（图 5-1）。此外，接触到这些抗生素的微生物也已经进化出耐药性。因此，这种做法也是造成耐药性细菌大面积的出现和传播的主要原因。

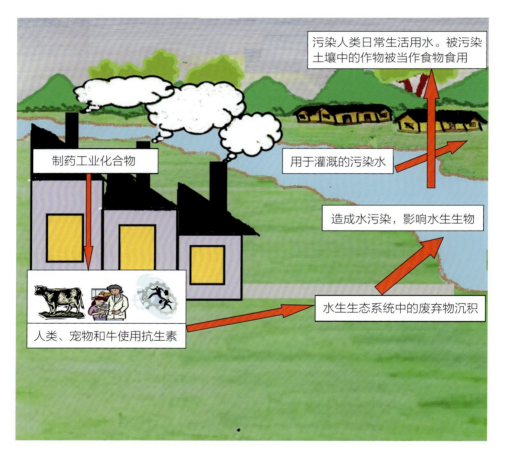

▲ 图 5-1　环境中的抗生素来源

二、抗生素在土壤和环境中的持久性及其对土壤微生物种群的影响

抗生素对细菌有毒性，并长期存在于环境中，影响特定生态系统的微生物多样性（Joakim Larsson, 2014; Ye et al, 2007）。一系列案例研究表明，鸢（欧洲的一种常见鸟类）

暴露于氟喹诺酮会导致胚胎畸形（Joakim Larsson, 2014）。在土壤中，抗生素会影响对土壤肥力至关重要的一些微生物，如固氮微生物和其他有益的土壤微生物，也会破坏生态（Joakim Larsson, 2014）。一些研究表明，抗生素的浓度对共生和非共生固氮细菌、硫氧化细菌和各种植物病原微生物会产生重大影响（Pramer and Starkey, 1952; Trussell and Sarles, 1943; Casas-Campillo, 1951; Waksman and Woodruff, 1942; Starkey and Pramer, 1953; Gottlieb et al, 1952; Morgan and Goodman, 1955; Pramer, 1958）。抗生素是针对微生物设计的，而且细菌对抗生素的应答依赖于其浓度大小（Grenni et al, 2018; Bernier and Surette, 2013）。高浓度抗生素对敏感细胞有抑制作用，而较低浓度对大多数细菌种群的抑制作用相反（Grenni et al, 2018; Bernier and Surette, 2013）。抗生素的作用可以是抑菌和杀菌（French, 2006; Grenni et al, 2018）。抗生素对自然微生物种群产生不利影响，有时可能会导致微生物多样性的丧失。尽管如此，抗生素作为一种选择性压力，对少数微生物种群产生了在表型或遗传上的耐药性。一些研究人员还报道，作为一种应激反应（稳态）在少数情况下细菌已经发展出降解抗生素的能力（Grenni et al, 2018; Ding and He, 2010）（表 5-1 和表 5-2）。

三、抗生素对牲畜和农业的影响

许多研究人员已经证明，农民在缺乏抗生素知识的情况下对牲畜大量使用抗生素，然后动物的排泄物又被用作农业肥料，对农业用地的微生物区系造成了干扰；当动物粪便中含有抗生素时，可能也会对农田和水源造成污染（ECDC et al, 2015; Manyi-Loh et al, 2018）。

此外，农民依赖药品销售商为他们的家畜提供用药建议和管理，这是令人担忧的；事实上，在没有医师处方的情况下直接使用抗生素导致了耐药病原体的出现及其在全球范围内的传播（Adebowale et al, 2016; Saiful Islam et al, 2016; Braykov et al, 2016; Sekyere, 2014; Kim et al, 2014; Manyi-Loh et al, 2018）。还有，许多发展中国家正在使用的抗生素，如泰乐菌素、氯霉素和 TCN（含有氯霉素、新霉素和土霉素的混合物）等，在许多发达国家已被禁止使用（Wongtavatchai et al, 2004; Berendsen et al, 2010; Manyi-Loh et al, 2018）。尽管，无处方使用抗生素可能会导致人类的微生物灾难，多重耐药菌的出现会因为缺乏新的抗生素而使病情恶化。多重耐药菌已经从医生手中逃逸，在人和动物中造成严重的健康相关问题。但医疗实践的改善、医疗技术的进步以及对多重耐药菌的不断认识又反过来限制了多重耐药病原体所引起的相关后果（ECDC et al, 2015; Manyi-Loh et al, 2018）。

表 5-1 不同抗生素在土壤和环境中的作用及其对土壤微生物种群的影响

参数	作用	类别和抗生素	浓度	试验条件	时间（天）	方法	参考文献
对微生物群落多样性性状的影响	引起变异（增加 pH 和黏土含量对多样性的影响更大）	林可酰胺类（林可霉素）	0.05~500mg/kg	pH 和黏土含量不同的两种森林土壤	未提及	T-RFLP	Čermák et al, 2008
	抗生素促进了硫酸盐还原菌和革兰阴性菌的生长	喹诺酮类和氟喹诺酮类（环丙沙星）	0~200μg/ml	盐沼沉积物	30	PFLA 富集	Cordova-Kreylos and Scow, 2007
	16S rDNA 多样性的改变	四环素类（氯乐菌素）	2000mg/kg	砂土	60	DGGE	Näslund et al, 2008
	微生物群落功能的变化	四环素类（金霉素）	0~100mg/kg	掺有从猪粪中提取的 DOM 的土壤	45	BIOLOG 法进行群落水平生理分析	Liu et al, 2014
	微生物群落的变化	四环素类（氯四环素）	1mg/kg, 10mg/kg, 100mg/kg	土壤微生态	45	BIOLOG 法进行群落水平生理分析	Liu et al, 2015
	微生物群落结构的改变	四环素类（土霉素）	10mg/kg	小麦根际土壤	5~30	细菌和放线菌琼脂平板 CFU 计数	Qingxiang et al, 2009
	微生物群落的偏差			草和农用林			
	结构（革兰阴性菌、真菌、菌根菌和原生动物的丰度）	四环素类（氧四环素）	5~200mg/kg	土壤	63	PFLA	Liu et al, 2012
	微生物群落多样性的改变	四环素类（氧四环素）	200ppm	添加猪粪的农业土壤	49	多样性（香农－维纳）和均匀性、BIOLOG	Unger et al, 2013

（续表）

参　数	作　用	类别和抗生素	浓　度	试验条件	时间（天）	方　法	参考文献
对微生物群落多样性的影响	总 PLFA 浓度的降低；总 DGGE 条带强度的变化	磺胺类药物（磺胺嘧啶）	10μg/g, 100μg/g	用猪粪改良的土壤	32	PFLA, DGGE 配制	Schauss et al, 2009
	氨氧化古生菌 / 氨氧化细菌比例提高	磺胺类（磺胺嘧啶）	10～100mg/kg	用猪粪改良的土壤	61	靶向 AOA/AOB 氧化的 qPCR Genes 基因	EFSA, 2015; Grenni et al, 2018
对细菌 / 真菌比率的影响	减少	磺胺类（磺胺甲噁唑）	20～500mg/kg	用饲喂苜蓿或抗生素治疗猪的粪肥改良土壤	7～35	PFLA	Binh et al, 2007
	减少	四环素类（四环素）	5～500mg/kg	用猪粪处理的土壤肥料	56	PFLA	Brandt et al, 2009
	增加（为原来的 2 倍）	磺胺类（磺胺甲噁唑）	20～500mg/kg	用饲喂苜蓿或抗生素治疗猪的粪肥改良或未改良的土壤	7～35	³H- 亮氨酸掺入与 BIOLOG	Binh et al, 2007
对硝化作用的影响	减少	磺胺类（磺胺嘧啶）	10～100mg/kg	用粪肥改良的土壤	32	ISO 15,685 (2004)	Tomlinson et al, 1966
	减少	磺胺类（磺胺二甲氧嘧啶）	50～200mg/kg	土壤	50	硝化试验	Kotzerke et al, 2008
	抑制	四环素类（金霉素四环素）	50～200μg/kg 在家禽粪便中	土壤	50	NaClO₃ 孵育	Ahmad et al, 2014
对细菌微生物量增长的影响	减少	磺胺类（磺胺甲噁唑）	20～100 mg/L	用家禽粪便处理的土壤	56	CFU	Awad et al, 2016
	减少土壤中的抗生素，即使增加液体肥料也不会增加	磺胺类（磺胺嘧啶）	0～100mg/kg 液体肥料	用猪粪液处理或未处理的土壤	32	熏蒸萃取法获得生物量	Hammesfahr et al, 2011

改编自 Grenni et al, 2018

表 5–2　不同浓度依赖性抗生素残留对不同发展中国家动物源性产品的影响（修改自 Manyi-Loh et al. 2018）

抗生素残留	浓度	样品	对人 / 动物的影响	国家	参考文献
青霉素	15.22 ± 0.61μg/L	鲜牛乳	可引起从轻微皮疹到危及生命的过敏反应	尼日利亚	Olatoye et al, 2016
	7.60 ± 0.60μg/L	奶酪（wara），发酵乳（非）			
	8.24 ± 0.50μg/L				
土霉素	199.6 ± 46ng/g	牛肉	致癌性、过敏反应	赞比亚	Nchima et al, 2017
磺胺甲噁唑	86.5 ± 8.7ng/g				
阿莫西林	9.8～56.16μg/ml	牛奶	致癌、致畸和致突变效应	孟加拉国	Chowdhury et al, 2015
	10.46～48.8μg/g	鸡蛋			
四环素	150 ± 30μg/g	鸡肉	可引起婴幼儿乳牙和恒牙变色，在妊娠前三个月发生过敏反应和致畸，还可引起肾毒性，致癌，肝毒性，以及肠道正常菌群的紊乱	喀麦隆	Guetiya-Wadoum et al, 2016
			可引起暴露于阳光下的区域皮肤色素沉着，近端和远端肾小管酸中毒，过敏反应		
	62.4 ± 15.3μg/g	肝脏			
		肌肉			
	50～845μg/kg	牛肉，肾脏，肝脏，肌肉		肯尼亚	Muriuki et al, 2001
	50～573μg/kg				
	23～560μg/kg				
	2604.1 ± 703.7μg/kg	鸡肉，肾脏，肝脏，肌肉	肉鸡骨骼的致癌性、细胞毒性	坦桑尼亚	Kimera et al, 2015
	3434.4 ± 604.4μg/kg				
土霉素	3533.1 ± 803.6μg/kg		残留物的存在导致了牛奶加工过程中的技术挑战		
	15.92～108.34μg/kg	牛、肾脏、肌肉		埃塞俄比亚	Bedada et al, 2012
	99.02～112.53μg/kg				

（续表）

抗生素残留	浓 度	样 品	对人 / 动物的影响	国 家	参考文献
土霉素	>0.1μg/ml	原料奶	可在肉鸡骨髓中引起细胞毒性和致癌作用	印度	Nirala et al, 2017
四环素			可导致婴幼儿牙齿的原发性和永久性变色，可在妊娠的前三个月引起致畸，等等	印度	Nirala et al, 2017
恩诺沙星	0.73μg/kg 和 2.57μg/kg	鸡组织	过敏性超敏反应或毒性反应、光毒性皮肤反应、软骨毒性和肌腱断裂	伊朗	Tavakoli et al, 2015
土霉素	3.5μg/kg 和 4.61μg/kg	腓肠肌	肉鸡骨骼的致癌性、细胞毒性	伊朗	Tavakoli et al, 2015
青霉素	0.87μg/kg 和 1.3μg/kg		过敏，影响发酵剂生产发酵乳产品	伊朗	Tavakoli et al, 2015

参考文献

[1] Adebowale OO, Adeyemo OK, Awoyomi O, Dada R, Adebowale O (2016) Antibiotic use and practices in commercial poultry laying hens in Ogun State Nigeria. Rev Elev Med Vet Pays Trop 69:41-45

[2] Ahmad M, Vithanage M, Kim K, Cho JS, Lee YH, Joo YK et al (2014) Inhibitory effect of veterinary antibiotics on denitrification in groundwater: a microcosm approach. Sci World J:2014

[3] Antibiotics in the environment (2013). https://www.reactgroup.org/toolbox/understand/how-did we-end-up-here/antibiotics-in-the-environment/

[4] Awad YM, Ok YS, Igalavithana AD, Lee YH, Sonn YK, Usman AR et al (2016) Sulphamethazine in poultry manure changes carbon and nitrogen mineralisation in soils. Chem Ecol 32(10):899-918

[5] Bedada AH, Zewde BM, Molla Zewde BM (2012) Tetracycline residue levels in slaughtered beef cattle from three slaughterhouses in Central Ethiopia. Glob Vet 8:546-554

[6] Berendsen B, Stolker L, De Jong J, Nielsen M, Tserendorj JE, Sodnomdarjaa R, Elliot TC (2010) Evidence of natural occurrence of banned antibiotic chloramphenicol in herds and grass. Anal Bioanal Chem 397:1955-1963

[7] Berkner S, Konradi S, Schönfeld J (2014) Antibiotic resistance and the environment—there and back again: science & society series on science and drugs. EMBO Rep 15(7):740-744

[8] Bernier SP, Surette MG (2013) Concentration-dependent activity of antibiotics in natural environments. Front Microbiol 4:20

[9] Binh CTT, Heuer H, Gomes NCM, Kotzerke A, Fulle M, Wilke BM et al (2007) Short-term effects of amoxicillin on bacterial communities in manured soil. FEMS Microbiol Ecol 62(3):290-302

[10] Brandt KK, Sjøholm OR, Krogh KA, Halling-Sørensen B, Nybroe O (2009) Increased pollution-induced bacterial community tolerance to sulfadiazine in soil hotspots amended with artificial root exudates. Environ Sci Technol 43(8):2963-2968

[11] Braykov NP, Eisenberg JNS, Grossman M, Zhang L, Vasco K, Cevallos W, Muňoz D, Acevedo A, Moser KA, Marrs CF et al (2016) Antibiotic resistance in animal and environmental samples associated with small-scale poultry farming in Northwestern Ecuador. mSphere 1:e00021-e00015

[12] Casas-campillo C (1951) Rhizobacidin, an antibiotic especially active against the bacteria of the nodules of legumes. Ciencia (Mex) 11:21

[13] Čermák L, Kopecký J, Novotná J, Omelka M, Parkhomenko N, Plháčková K, Ságová-Marečková M (2008) Bacterial communities of two contrasting soils reacted differently to lincomycin treatment. Appl Soil Ecol 40(2):348-358

[14] Chowdhury S, Hassan MM, Alam M, Sattar S, Bari MDS, Saifuddin AKM, Hoque MDA (2015) Antibiotic residues in milk and eggs of commercial and local farms at Chittagong, Bangladesh. Vet World 8:467-471

[15] Cordova-Kreylos AL, Scow KM (2007) Effects of ciprofloxacin on salt marsh sediment microbial communities. ISME J 1(7):585

[16] Ding C, He J (2010) Effect of antibiotics in the environment on microbial populations. Appl Microbiol Biotechnol 87(3):925-941

[17] ECDC (European Centre for Disease Prevention and Control), EFSA (European Food Safety Authority), EMA (European Medicines Agency) (2015) ECDC/EFSA/EMA first joint report on the integrated analysis of the consumption of antimicrobial agents and occurrence of antimicrobial resistance in bacteria from humans and food producing animals. EFSA J 13:4006. (114 pp). http://www.efsa.europa.eu/sites/default/files/scientific_output/files/main_docu ments/4006.pdf

[18] French GL (2006) Bactericidal agents in the treatment of MRSA infections—the potential role of daptomycin. J Antimicrob Chemother 58(6):1107-1117

[19] Gottlieb D, Siminoff P, Martin MM (1952) The production and role of antibiotics in soil. IV. Actidione and clavacin. Phytopathology 42:493-496

[20] Grenni P, Ancona V, Caracciolo AB (2018) Ecological effects of antibiotics on natural ecosystems: a review. Microchem J 136:25-39

[21] Guetiya-Wadoum RE, Zambou NF, Anyangwe FF, Njimou JR, Coman MM, Verdenelli MC, Cecchini C, Silvi S, Orpianesi C, Cresci A et al (2016) Abusive use of antibiotics in poultry farming in Cameroon and the public health implications. Br Poult Sci 57:483-493

[22] Hammesfahr U, Bierl R, Thiele-Bruhn S (2011) Combined effects of the antibiotic sulfadiazine and liquid manure on the soil microbial-community structure and functions. J Plant Nutr Soil Sci 174(4):614-623

[23] Joakim Larsson DG (2014) Antibiotics in the environment. Ups J Med Sci 119(2):108-112

[24] Kim J, Kang C-I, Joo E-J, Ha YE, Cho SY, Gwak G-Y, Chung DR, Peck KR, Song JH (2014) Risk factors of community-onset spontaneous bacterial peritonitis caused by fluoroquinolone-resistant *Escherichia coli* in patients with cirrhosis. Liver Int 34:695-699

[25] Kimera ZI, Mdegela RH, Mhaiki CJN, Karimuribo ED, Mabiki F, Nonga HE, Mwesongo J (2015) Determination of oxytetracycline residues in cattle meat marketed in the Kilosa district, Tanzania. Onderstepoort J Vet Res 82:911

[26] Kotzerke A, Sharma S, Schauss K, Heuer H, Thiele-Bruhn S, Smalla K et al (2008) Alterations in soil microbial activity and N-transformation processes due to sulfadiazine loads in pig-manure. Environ Pollut 153(2):315-322

[27] Liu W, Pan N, Chen W, Jiao W, Wang M (2012) Effect of veterinary oxytetracycline on functional diversity of soil microbial community. Plant Soil Environ 58(7):295-301

[28] Liu B, Li Y, Zhang X, Wang J, Gao M (2014) Combined effects of chlortetracycline and dissolved organic matter extracted from pig manure on the functional diversity of soil microbial community. Soil Biol Biochem 74:148-155

[29] Liu B, Li Y, Zhang X, Wang J, Gao M (2015) Effects of chlortetracycline on soil microbial communities: comparisons of enzyme activities to the functional diversity via Biolog EcoPlates™. Eur J Soil Biol 68:69-76

[30] Manyi-Loh C, Mamphweli S, Meyer E, Okoh A (2018) Antibiotic use in agriculture and its consequential resistance in environmental sources: potential public health implications. Molecules 23(4):795

[31] Morgan BS, Goodman RN (1955) In vitro sensitivity of plant bacterial pathogens to antibiotics and antibacterial substances. Plant Dis Rep 39:487-490

[32] Muriuki FK, Ogara WO, Njeruh FM, Mitema ES (2001) Tetracycline residue levels in cattle meat from Nairobi slaughter house in Kenya. J Vet Sci 2:97-101

[33] Näslund J, Hedman JE, Agestrand C (2008) Effects of the antibiotic ciprofloxacin on the bacterial community structure and degradation of pyrene in marine sediment. Aquat Toxicol 90(3):223-227

[34] Nchima G, Choongo K, Muzandu K, Nalubamba K, Muma J, Bumbangi F, Monga G, Kangwa H (2017) Determination of oxytetracycline and sulphamethazine residues in marketed beef from selected parts of Zambia to assess compliance with maximum residual limits. Am J Res Commun 5:42-64

[35] Nirala RK, Anjana K, Mandal KG, Jayachandran C (2017) Persistence of antibiotic residue in milk under region of Bihar, India. Int J Curr Microbiol Appl Sci 6:2296-2299

[36] Olatoye IO, Daniel OF, Ishola SA (2016) Screening of antibiotics and chemical analysis of penicillin residue in fresh milk and traditional dairy products in Oyo state, Nigeria. Vet World 9:948-954

[37] Pramer D (1958) The persistence and biological effects of antibiotics in soil. Appl Microbiol 6(3):221

[38] Pramer D, Starkey RL (1952) Influence of streptomycin on microbial development in soil. Bacteriology proceeding, Boston, MA, p 15

[39] Qingxiang YANG, Zhang J, Kongfang ZHU, Zhang H (2009) Influence of oxytetracycline on the structure and activity of microbial community in wheat rhizosphere soil. J Environ Sci 21(7):954-959

[40] Riesenfeld CS, Goodman RM, Handelsman J (2004) Uncultured soil bacteria are a reservoir of new antibiotic resistance genes. Environ Microbiol 6:981-989

[41] Saiful Islam KBM, Shiraj-Um-Mahmuda S, Hazzaz-Bin-Kabir M (2016) Antibiotic usage patterns in selected broiler farms of Bangladesh and their public health implications. J Pub Health Dev Countries 2:276-284

[42] Samie A, Guerrant RL, Barrett L, Bessong PO, Igumbor EO, Obi CL (2012) Prevalence of intestinal parasitic and bacterial pathogens in diarrhoeal and non-diarrhoeal human stools from Vhembe district, South Africa. J Health Popul Nutr 27:739-745

[43] Schauss K, Focks A, Leininger S, Kotzerke A, Heuer H, Thiele-Bruhn S et al (2009) Dynamics and functional relevance of ammonia-oxidizing archaea in two agricultural soils. Environ Microbiol 11(2):446-456

[44] Sekyere JO (2014) Antibiotic types and handling practices in disease management among pig farms in Ashanti region, Ghana. J Vet Med 2014:531952

[45] Starkey RL, pramer D (1953) The significance of streptomycin in soil. Proc VI Intern Congr Microbiol, Rome, Italy 6:344-345

[46] Tavakoli HR, Safaeefirouzabadi MS, Afsharfarnia S, Joneidijafari N, Saadat S (2015) Detecting antibiotic residues by HPLC method in chicken and calves meat in diet of a Military Center in Tehran. Acta Med Mediterr 31:1427-1433

[47] Tomlinson TG, Boon AG, Trotman CNA (1966) Inhibition of nitrification in the activated sludge process of sewage disposal. J Appl Bacteriol 29(2):266-291

[48] Trussell PC, Sarles WB (1943) Effect of antibiotic substances upon rhizobia. Bacteriol Proc, Columbus, Ohio. p 29

[49] Unger IM, Goyne KW, Kennedy AC, Kremer RJ, McLain JE, Williams CF (2013) Antibiotic effects on microbial community characteristics in soils under conservation management practices. Soil Sci Soc Am J 77(1):100-112

[50] Waksman SA, Woodruff HB (1942) The occurrence of bacteriostatic and bactericidal substances in the soil. Soil Sci 53:233-239

[51] Wongtavatchai J, McLean IG, Ramos F, Arnold D (2004) WHO food additives series 53: chlor amphenicol JECFA (WHO: Joint FAO/WHO Expert Committee on Food Additives), IPCS (International Programme on Chemical Safety), INCHEM. WHO, Geneva, pp 7-85

[52] Xi C, Zhang Y, Marrs CF, Ye W, Simon C, Foxman B, Nriagu J (2009) Prevalence of antibiotic resistance in drinking water treatment and distribution systems. Appl Environ Microbiol 75:5714-5718

[53] Ye Z, Weinberg HS, Meyer MT (2007) Trace analysis of trimethoprim and sulfonamide, macrolide, quinolone, and tetracycline antibiotics in chlorinated drinking water using liquid chromatography electrospray tandem mass spectrometry. Anal Chem 79:1135-1144

第6章　细菌固有性耐药机制
Intrinsic Antibiotic Resistance Mechanism in Bacteria

摘　要

细菌是单细胞微生物，其结构非常简单，它所有的功能仅由单个细胞控制。然而，它简单又复杂，其复杂性在于细菌的基因组具有可塑性。它可以通过调整基因组来非常温和地适应任何恶劣的环境条件。在这方面，细菌已经进化出了几种针对现有抗生素的耐药机制。这些耐药机制可以是获得性的，也可以是固有性的。因此，在本章中，我们概括了细菌最广泛存在的固有性耐药机制。

自古以来，微生物感染就是一个令人恐慌的问题。抗生素的发现使这种恐惧缩小到了一定程度，但超级细菌的出现使人类社会再次陷入这种担忧。弗莱明在发现青霉素时就已经预测，由于抗生素易于获得，所以耐药性细菌将会很快出现（Alanis, 2005）。目前，医学面临着两个具有挑战性的问题：限制耐药性细菌的出现和发现新型抗生素以减缓感染源的传播。然而，抗生素和其他治疗方法都必须在临床实践中得以实施。尽管如此，我们对控制致命病原体的选择是非常有限的，抗生素的大量使用是抗生素输给超级细菌的最终原因。细菌的耐药性是医学社会面临的一大挑战。根据世卫组织的调查报告，在全球 22 个国家中有 50 万人遭受了耐药性相关感染（WHO, 2018）。金黄色葡萄球菌、铜绿假单胞菌、克雷伯菌、沙门菌和大肠杆菌是最常见的细菌。细菌在自然界中是高度动态的，可以毫不费力地适应恶劣的环境；这种适应性是由遗传机制的可塑性引起的。细菌的遗传可塑性使它们在恶劣的环境条件下更稳固地生存方面发挥了关键作用。细菌已经进化出几种对抗生素的耐药机制。这些耐药机制可能是固有性的、获得性的和酶介导的。本章重点讨论固有性耐药机制。

耐药性是细菌与所处环境相互作用的结果。大多数抗菌化合物自由存在于环境中，共存的细菌可以进化出对早期抗生素的耐药性机制。细菌突出的遗传可塑性能够通过对固有性耐药机制的进化帮助它们在抗生素的存在下维持生存。这些机制进一步解释了膜通透性的改变和抗生素通过 MDR 外排泵的挤出。

一、外膜通透性的改变

细菌细胞质膜是溶质运输的选择性屏障，也是维持细胞质最佳稳态的重要条件。耐药性细菌通常利用膜屏障对抗生素产生耐药性。由于外膜孔蛋白的存在，革兰阳性菌和革兰阴性菌的细胞膜通透性存在显著差异（Ghai and Ghai, 2018）。水孔蛋白对溶质有选择性结合位点，允许溶质通过；并且这些是细菌生长所必需的（Benz and Bauer, 1988）。孔蛋白是形成非特异性扩散通道的蛋白质。它显著限制了各种抗生素的进入，在各种抗生素的固有性耐药机制中发挥着重要作用（Cox and Wright, 2013）。它通过采用基于大小、疏水性和电荷排斥的几种机制来减少抗生素内流。近年来的研究表明，膜孔蛋白的疗效降低是导致对碳青霉烯类和头孢菌素类新药产生耐药性的原因。我们在肠杆菌科、假单胞菌和不动杆菌属中观察到这种对新抗生素的适应性（Baroud et al, 2013）。铜绿假单胞菌外膜的低渗透性是阻碍大多数市售药物进入的原因。然而，外膜的渗透性很低，即使它允许约 3000Da 的分子进入。这种渗透性的降低会引起位于周质间隙的 β– 内酰胺酶的诱导。这些都是 β– 内酰胺类抗生素的抵抗性分子（Hancock and Brinkman, 2002）。

在大肠杆菌中，某些药物（如多黏菌素 B 非肽）会破坏通透性屏障（Silver, 2011）。尽管如此，它也可以使革兰阳性菌对各种抗菌药物产生耐药性。事实上，大肠杆菌的外膜减缓了抗生素的渗透性和流入，减少了抗生素的流入，而且它不允许在细胞内维持一个可持续的抗生素量。

革兰阴性菌有一个坚固的细胞膜，可以干扰抗生素的进入。尽管如此，细菌出现耐药性的速度还是非常快。这是不可否认的。

细菌的耐药性机制进化非常迅速；显然，可供医疗从业者减缓的选择非常有限。在发现新的抗生素之前临床医生必须依靠最后的手段，即针对黏菌素等革兰阴性菌的靶向药物（May and Grabowicz, 2018）。但遗憾的是，大多数细菌通过改变膜组成来进化出对黏菌素的耐药性（Powers and Trent, 2018）。在革兰阴性菌中，细胞表面的脂多糖和低脂寡糖通过多种方式增强了对抗生素和洗涤剂的抵抗机制（图 6–1）。基本上，这些分子与疏水性的饱和酰基链紧密包裹在一起。脂质和糖部分的负电荷通过与阳离子结合产生分子间桥接作用。此外，这些桥接作用会产生强烈的横向相互作用，以阻止抗生素和其他表面活性剂的进入。黏菌素属于多黏菌素类，通过与多糖和低聚糖结合直接破坏桥接作用（Band and Weiss, 2015）。

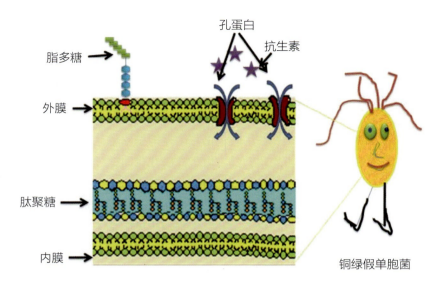

脂多糖
孔蛋白
抗生素
外膜
肽聚糖
内膜
铜绿假单胞菌

▲ 图 6-1　带有孔蛋白的革兰阴性菌铜绿假单胞菌的细胞壁

二、介导耐药性的外膜囊泡

　　细菌已经获得了一些独有的特性以适应不断变化的环境条件。革兰阴性菌更能适应恶劣的环境。它们的遗传可塑性和动态性使其具有多种耐药机制。除了孔蛋白，革兰阴性菌还具有外膜囊泡（Beveridge, 1999; Kuehn and Kesty, 2005）。Kim 等在大肠杆菌中探索了由外膜囊泡（10～25nm）介导的耐药性（Kim et al, 2018）。这些囊泡的释放机制尚不清楚，但当外膜凸出时，它们就会被释放出来（Kim et al, 2018）（图 6-2）。它们积极参与多种机制，如生物膜形成、细菌蛋白分泌、细胞间通讯、防御机制、细菌致病性与感染机制（Kim et al, 2018）。外膜囊泡是 β- 内酰胺类抗生素在细胞外环境中发挥作用的重要载体。可使鲍曼不动杆菌对碳青霉烯类抗生素产生耐药性（Rumbo et al, 2011）。在铜绿假单胞菌中，这些囊泡也对庆大霉素和 β- 内酰胺类抗生素产生耐药性（Kadurugamuwa and Beveridge, 1995）。各种抗生素的中和酶已经被定位于囊泡中；并且负责对暴露的抗生素产生耐药性。形成囊泡的细菌有铜绿假单胞菌、鼠伤寒沙门菌、金黄色葡萄球菌、鲍曼不动杆菌等（Chattopadhyay and Jagannadham, 2015）。

三、外排泵在耐药性中的作用

　　外排泵是膜蛋白，可感知抗生素，并在其到达靶点之前将其排出（Neuberger et al, 2018）。这种蛋白的过度表达是导致药物治疗失败的重要原因。Nishino 等首次报道了在大肠杆菌中通过 Tet 蛋白表达，有外排泵介导的四环素耐药性（Nishino et al, 2009）。大多

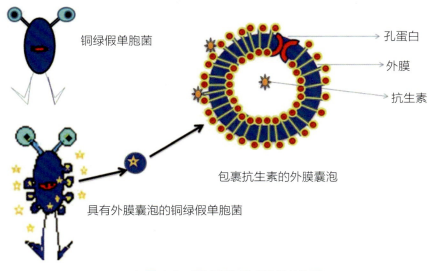

铜绿假单胞菌

孔蛋白

外膜

抗生素

包裹抗生素的外膜囊泡

具有外膜囊泡的铜绿假单胞菌

▲ 图 6-2　通过囊泡形成排出抗生素

数细菌都具有外排泵，但在耐甲氧西林金黄色葡萄球菌（MRSA）、肺炎链球菌、艰难梭菌、肠球菌、单核细胞增多李斯特菌等，以及多重耐药革兰阴性菌（鲍曼不动杆菌、大肠杆菌、肺炎克雷伯菌、嗜麦芽窄食单胞菌、空肠弯曲菌、铜绿假单胞菌、淋病奈瑟菌、霍乱弧菌、沙门菌）中对其进行了详细研究（Neuberger et al, 2018）。基本上，外排泵可分为 6 个家族，分别是耐药结节细胞分化家族（RND）、小多重耐药家族（SMR）、多药和有毒化合物排出家族（MATE）、主要促进因子超家族（MFS）、ATP 结合盒超家族（ABC）和细菌抗菌化合物外排超家族（PACE）（Hernando-Amado et al, 2016; Hassan et al, 2015）。一种细菌的外排泵与其他细菌具有相似性（Sanchez et al, 2004），编码基因位于基因组上，因此所有种类细菌都可以携带相同种类的蛋白质（Alonso et al, 1999）；单个细菌可能同时携带 10 多个外排泵（Crossman et al, 2008），这种非特定性使它们可以处理各种底物（Redgrave et al, 2014），虽然有抗生素，但它们仍可以被宿主免疫系统激活（Rosenberg et al, 2003）。

革兰阳性菌主要存在 MFS、ABC、SMR、MATE 家族，革兰阴性菌仅存在 RND 超家族。外排泵在耐药性方面发挥着不可否认的作用；然而它们本质上并不具有抗生素特异性；单一类型的泵可以有效泵出多种抗生素（表 6-1）。机会致病菌和其他浮游细菌可以在恶劣的环境条件下生存，并且由于这些生物通道的存在，它们可以对不同的环境信号做出反应（Blanco et al, 2016）。铜绿假单胞菌是一种条件致病菌，表达 RND 型外排系统；其中，MexAB-oprM、MexCD-oprJ、MexEF-oprN 和 MexXY-OprM 对耐药性的产生有显著作用（Poole, 2001）。MexEF-oprN 的表达是由氯霉素和一些硝化应激通过 MexT 启动的；而 MexXY-OprM 系统是由各种抗生素诱导的，这些抗生素的靶点是核糖体（Fetar et al, 2011）。

序 号	转运系统名称	所在位置	排出抗生素类型	所在宿主	其他功能
表 6-1 转运系统的分类及其功能					

序 号	转运系统名称	所在位置	排出抗生素类型	所在宿主	其他功能
1	SMR	内膜	头孢菌素类、氨基糖苷类、红霉素、四环素－氨苄西林、红霉素、四环素、阿米卡星、万古霉素等	革兰阳性菌和革兰阴性菌	排出溴乙锭、原黄素、番红素等
2	MFS	内膜	四环素、喹诺酮类、双环霉素、氯霉素、氟喹诺酮类、甲氧西林等	革兰阳性菌和革兰阴性菌	金属离子，如铜、银等
3	MATE	内膜	诺氟沙星、环丙沙星、氯霉素、卡那霉素、氨苄西林、氟喹诺酮类、氨基糖苷类等	革兰阳性菌和革兰阴性菌	无
4	ATP	三部分（内部、外部和融合蛋白）	杆菌肽、黏菌素、诺氟沙星、四环素、氨基糖苷类、大环内酯类、聚胺类等	细菌，植物和动物	毒素和其他抗菌药
5	RND	三部分（内部、外部和融合蛋白）	β－内酰胺类、头孢菌素类、氟喹诺酮类、大环内酯类、氯霉素、四环素、新生霉素、夫西地酸、噁唑烷酮类和利福平等	仅革兰阴性菌	洗涤剂如曲拉通X-100、十二烷基硫酸钠、胆盐及消毒剂、结晶紫、溴乙锭等
6	PACE	内膜	氯己定和吖啶黄	仅革兰阴性菌	无

四、小多重耐药（SMR）转运蛋白的作用

小多重耐药（SMR）转运体是由 100~140 个氨基酸残基组成的小而完整的内膜蛋白，其本质上具有高疏水性（Chung and Saier, 2001）。SMR 基本上参与了药物或代谢物的运输（图 6-3）。它们具有四个跨膜螺旋和短螺旋内环（Langton et al, 2005），利用质子梯度驱动排出杀菌剂和洗涤剂（Schindler and Kaatz, 2016）。SMR 蛋白根据其表型进一步分为两类，即小多重耐药泵和 groEL 突变蛋白抑制剂（SUG）（Greener et al, 1993）。这些 SMR 亚类可以在质粒或转座子上识别，最终导致细菌对多种抗生素的耐药性增强，如 β－内酰胺类、头孢菌素、二氢叶酸抑制药和氨基糖苷类（Bay et al, 2008）。SMR 蛋白在本质上是高度多样化的。早期研究表明，该蛋白有两个亚类，但根据目前的基因组测序分析，还有一个额外的亚类，称为配对 SMR（PSMR）蛋白（Bay et al, 2008）。SMR 蛋白通过单基因表达使革

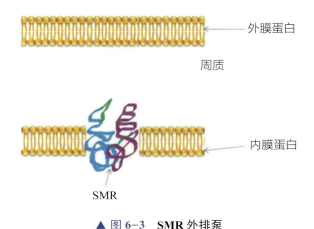

▲ 图 6-3　**SMR 外排泵**

兰阴性菌（大肠杆菌中的 EmrE）和革兰阳性菌（金黄色葡萄球菌中的 Smr）以及古生菌（盐杆菌中的 Fsmr）产生耐药性（Saier, 2000）。这个精确的基因是质粒编码的。在大肠杆菌和铜绿假单胞菌中分别以 Eco-EmrE 和 Pau-EmrE 为主，而在百日咳杆菌中以 Bpe-EmrE 为主（Ninio et al, 2001）。在革兰阳性菌中，Sau-Smr 类型的 SMR 蛋白可产生耐药性（Bjorland et al, 2003）。EmrE 是在大肠杆菌中发现的研究较透彻的一种 SMR 模型，它负责阳离子（如溴乙锭、原黄素、番红素）和抗生素（如红霉素和四环素）的转运（Schuldiner et al, 1997）。Sau-Smr 和 Eco-EmrE 在促进宿主对氨苄西林、红霉素、四环素、阿米卡星、万古霉素和二氢叶酸产生耐药性方面发挥了重要作用（Bay et al, 2008）。

五、主要促进因子超家族（MFS）转运体的作用

　　MFS 转运体在耐药性中起着核心作用。它们通过阻断各种有毒物质而使细菌存活，这些有毒物质可能在许多方面都是有害的。

　　MFS 是原核生物和真核生物中最大的转运体家族（Neuberger et al, 2018）。就像 SMR 转运体系统一样，它们利用质子梯度驱动来转运四环素和氟喹诺酮类抗生素（Schindler and Kaatz, 2016）。MSF 有 12～14 个跨膜螺旋紧固体，由革兰阴性菌中的 400～600 个氨基酸残基组成（Neuberger et al, 2018）（图 6-4）。这两种跨膜转运系统在革兰阳性菌和革兰阴性菌中都起作用。12- 跨膜系统的 NorA 蛋白主要存在于金黄色葡萄球菌中，可对氟喹诺酮类和甲氧西林类抗生素产生耐药性（Ubukata et al, 1989）。

　　此外，研究 NorA, NorB 和 NorC 发现，它们受到 MgrA 的负调控（Luong et al, 2006）。MgrA 是 NorB 的调节因子，而 MgrA 又受 NorG 调控。然而，NorG 的缺失并不会改变金黄色葡萄球菌对氟喹诺酮类抗生素的耐药性（Ng et al, 1994）。显然，NorG 与 NorA、NorB、NorC 的启动子结合，并有效影响了 NorB。它可以表达高达 3 倍的 NorB 转录本，从而使喹

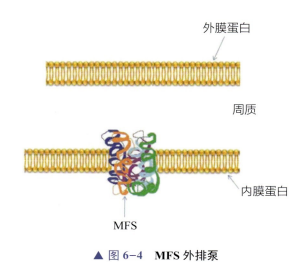

外膜蛋白

周质

内膜蛋白

MFS

▲ 图 6-4　**MFS 外排泵**

诺酮类抗生素的耐药性增加 4 倍（Kumar et al, 2013）。

同样，在枯草芽孢杆菌中存在与 NorA 蛋白结构相似的 Blt。Blt 与 Bmr 同源，但两者功能不同。在乳酸乳杆菌中，LmrP 负责耐药性，并与 NorA 和 Bmr 表现出同源相似性（Bolhuis et al, 1995; Schindler and Kaatz, 2016）。LmrP 基本上是负责将亲脂性药物从细菌内部结构排出到外部环境（Putman et al, 1999）。

在大肠杆菌中，Bcr 系统可以导致双环霉素耐药性。大肠杆菌的 EmrD 蛋白与 Bcr 同源，可使细菌对四环素、喹诺酮类、双环霉素和氯霉素产生耐药性（Bentley et al, 1993）。除此之外，大肠杆菌还具有 MdfA 型转运体，该转运体早期被称为 cmr 和 CmlA，负责氯霉素的排出（Bentley et al, 1993）。MdfA 基本上参与了带正电荷抗生素的排出。大肠杆菌还具有 ErmA 和 ErmB，属于 14- 跨膜家族，对疏水性抗生素产生耐药性。此外，大肠杆菌还具有另一种结构和功能相似的转运蛋白 ErmKY（Putman et al, 2000）。在大肠杆菌中，一个经充分研究的三重外排泵 AcrAeAcrBeTolC 是功能产生的；它能对一系列杀菌化合物产生耐药性（Neuberger et al, 2018）。另外还有一种三重外排泵 CusAeCusBeCusC 参与铜和银离子等金属的挤压（Frank et al, 2003）。枯草芽孢杆菌表现出 Bmr3 型 14- 跨膜系统，参与了对嘌呤霉素、诺氟沙星和氧氟沙星的耐药性（Putman et al, 2000）。

细菌的转运体系统能对不同类别的抗生素产生耐药性。然而，结核病中多重耐药性的出现对当今的制药和研究人员来说是一个巨大的挑战；结核分枝杆菌也利用转运体系统在恶劣的条件下维持生存。结核分枝杆菌和偶然分枝杆菌通过利用 Tap 蛋白转运系统获得了对大量抗生素的耐药性（Ainsa et al, 1996）。

在结核分枝杆菌中存在 Lfra14- 跨膜系统。Lfr 可使喹诺酮类抗生素产生耐药性（Putman et al, 2000）。此外，MFS 可以在革兰阴性菌中形成三重外排泵（Neuberger et al, 2018）。

Intrinsic Antibiotic Resistance Mechanism in Bacteria

六、多药和有毒化合物排出（MATE）转运体耐药性

革兰阳性菌和革兰阴性菌均存在 MATE，可对大多数现有抗生素产生耐药性。它是一种位于内膜的 12- 跨膜蛋白，由 400～700 个氨基酸残基组成（Neuberger et al, 2018）（图 6-5）。主要参与诺氟沙星、环丙沙星、氯霉素、卡那霉素和氨苄西林的外排（Desai et al, 2016）。这些蛋白的改变增加了对阳离子化合物的敏感性。然而，与其他转运体相比，MATE 是特征最不明显的转运蛋白，MATE 是依赖钠离子梯度作用的（Du et al, 2015）。NorM 是副溶血性弧菌中研究最多的 MATE 转运体，参与氟喹诺酮类和氨基糖苷类抗生素的外排（Kuroda and Tsuchiya, 2009）。同样，在强烈火球菌（*Pyrococcus furiosus*, PfMATE）中存在 DinF，而在耐盐芽孢杆菌中存在 DinF 损伤诱导蛋白（Kuroda and Tsuchiya, 2009）。在金黄色葡萄球菌中，研究最透彻的 MATE 转运体是 MepA，而大肠杆菌和流感嗜血杆菌分别配备有 YdhE 和 HmrM（Piddock, 2006）。

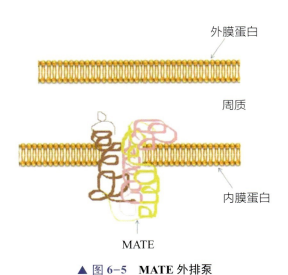

外膜蛋白

周质

内膜蛋白

MATE

▲ 图 6-5 MATE 外排泵

七、ATP 结合盒（ABC）转运体

ATP 结合盒转运体在细菌、植物和动物三个领域都有详细的研究。ATP 结合盒转运体家族利用 ATP 转运底物。它是迄今为止发现的最大的转运体，占细菌基因组的 1%～3%（Tomii and Kanehisa, 1998）（图 6-6）。它们被分为 4 个功能域单元，包括 2 个 NBD（NBD1、NBD2）和 2 个 TMD（TMD1、TMD2）（Wilkens, 2015）。NBD 单元与两个 ATP 分子呈三明治形式存在。ATP 结合盒的三明治二聚体作为一种动力冲程，驱动 TMD 的构象变化（Wilkens, 2015）。在两个 ATP 分子结合时，TMD 被激活，使底物向内和向外运动（Wilkens, 2015）。在革兰阴性菌中，嗜麦芽寡养单胞菌和黏质沙雷菌 SmrA 和 SmdAB 的表

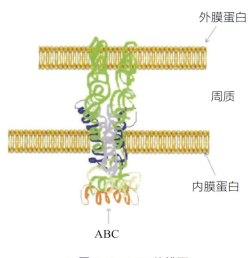

外膜蛋白

周质

内膜蛋白

ABC

▲ 图 6-6　ABC 外排泵

达提供了对诺氟沙星和四环素的耐药性（Al-Hamad et al, 2009; Matsuo et al, 2008）。ABC 转运体是三重外排泵（TEP）。

在大肠杆菌中，两种转运体 HlyB 和 MacB 形成 TolC 依赖性 TEP，负责将毒素和其他抗菌化合物从细胞质排出到细胞外环境。MacA 和 MacB 在缺乏 RND 外排泵 AcrP 的情况下可对大环内酯类药物产生耐药性（Crow et al, 2017）。MacAB 还可导致大肠杆菌对杆菌肽和黏菌素的耐药性增加（Neuberger et al, 2018）。在嗜麦芽寡养单胞菌中，MacAB-TolC TEP 转运体负责氨基糖苷类、大环内酯类和多胺类药物的排出（Lin et al, 2014）。在霍乱弧菌 VarDEF 中，MacAB 的同源物可对大环内酯类抗生素的耐药性提高 8 倍或更多（Lin et al, 2017）。

八、RND 转运体

革兰阴性菌可以通过 RND 转运体将位于内膜的药物外排。20 世纪 90 年代，RND 转运体分别在大肠杆菌和铜绿假单胞菌中发现的。

RND 转运体是由内膜蛋白、外膜蛋白和融合蛋白组成的三联泵。RND 泵除了参与抗生素耐药外，还参与多种生理活动。据观察，单个物种可能含有多个 RND 泵（Nikaido and Takatsuka, 2009）。RND 转运体由 12 个跨膜系统和 2 个周质结合蛋白组成。该家族的外排泵是三联的，它们与另外两种蛋白相关，如大肠杆菌的 TolC 和铜绿假单胞菌的 OprM（外膜因子），也与周质受体蛋白相关大肠杆菌的 AcrA 和铜绿假单胞菌的 MexA（膜融合蛋白）（Dinh et al, 1994）（图 6-7）。这三个组件积极协调参与 RND 外排泵的功能，任何一个组件的丢失都可能导致功能中断。RND 的三联组件将暴露的抗生素直接排出到外部介质而不是

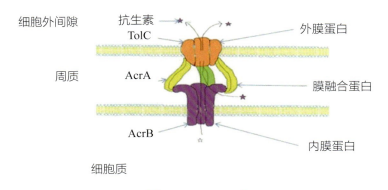

▲ 图 6-7 RND 转运体

周质中，以此来产生对细菌的耐药性（Nikaido and Takatsuka, 2009）。革兰阴性菌对大多数亲脂性抗生素如青霉素、苯唑西林、大环内酯类、利奈唑胺和夫西地酸等具有耐药性；因此，这一非同寻常的功能是由三联 RND 外排泵完成的（Nikaido and Takatsuka, 2009）。三方外排泵得以充分研究的例子是铜绿假单胞菌中的 MexAB-OprM 和大肠杆菌中的 CrAB-TolC（Chuanchuen et al, 2001）。这些蛋白的表达产生了对环丙沙星和四环素的耐药性（Chuanchuen et al, 2001）。

大肠杆菌的 AcrB 使它们在多种化合物（如结晶紫、溴乙锭）和抗生素（如氟喹诺酮类、四环素、利福平、大环内酯类、氯霉素和夫西地酸等）的存在下维持（Nikaido, 1996）。研究表明，这些抗菌化合物首先被脂质双分子层捕获，然后在外部环境中被排出。

铜绿假单胞菌对 β- 内酰胺的耐药性是由存在于周质间隙的青霉素结合蛋白介导的。在铜绿假单胞菌中，RND 的 MexB 外排泵通过排出位于周质的 β- 内酰胺来产生耐药性（Nikaido and Takatsuka, 2009）。在这里，单阴离子抗菌化合物，如青霉素和头孢菌素，可以穿过细胞膜进入细胞质，而双阴离子化合物，如羧苄西林或头孢曲松，可以有效地穿过细胞质膜（Li et al, 1994）。这种现象在鼠伤寒沙门菌中获得研究，发现 β- 内酰胺类抗生素不能穿过细胞膜。此外，还观察到亲脂性侧链与 AcrB 排出化合物效率之间的相关性（Nikaido and Takatsuka, 2009）。

在谷氨酸棒状杆菌、艰难梭菌和枯草芽孢杆菌中，已经对 RND 单体进行了研究（Dreier and Ruggerone, 2015）。铜绿假单胞菌中的 MexAB-OprM 和大肠杆菌中的 AcrAB-TolC 是目前研究最多的 RND 转运体。在革兰阴性菌中，RND 形成三联复合体，占据内膜转运体（AcrB 和 MexB）、外膜蛋白（TolC 和 OprM）和被两个跨膜蛋白锚定的周质蛋白（AcrA 和 MexA）中（Dreier and Ruggerone, 2015）。AcrAB-TolC 外排系统是一个跨越内膜、周质和外膜的大通道。AcrA 是一种锚定于内膜上的六聚体蛋白。AcrB 参与多种溶质、抗生素、洗涤剂和消毒剂的排出（Nikaido et al, 1998; Nikaido, 1996）。溶质如结晶紫、溴乙锭，抗生素如 β- 内酰胺类、头孢菌素、氟喹诺酮类、大环内酯类、氯霉素、四环素、新生霉素、夫西地酸、噁唑烷酮类和利福平等，洗涤剂如 Triton X-100、十二烷基硫酸钠和胆盐等。

九、变形杆菌 / 抗菌化合物外排（PACE）转运体

最近，在革兰阴性菌中发现了一种变形杆菌抗菌化合物外排（PACE）泵。PACE 泵由 4 种跨膜蛋白组成；分为两个细菌跨膜蛋白（BTP）结构域（图 6-8）。在该家族中观察到高度保守序列（Hassan et al, 2015）；主要是，这些保守氨基酸（天冬酰胺、丙氨酸和天冬氨酸残基）被辅助与底物（氯己定）结合并排出（Hassan et al, 2015）。PACE 蛋白基本上都是在细胞质中被定位的（Hassan et al, 2013）。PACE 使革兰阴性菌对氯己定和吖啶黄产生耐药性。它们由核心遗传元件而不是移动遗传元件控制（Hassan et al, 2018）。这是新近发现的一种由 BTP 结构域复制进化而来的外排泵。在鲍曼不动杆菌和铜绿假单胞菌中，PACE 泵被核心基因组编码，而在大肠杆菌中，PACE 泵不被核心基因组编码；但编码基因存在于可移动的遗传元件上（Hassan et al, 2018）。在机会性病原体（如鲍曼不动杆菌、铜绿假单胞菌和肺炎克雷伯菌）和其他人类病原体（如鼠疫耶尔森菌和假马莱伯克霍尔德菌）中高度保守（Hassan et al, 2018）。

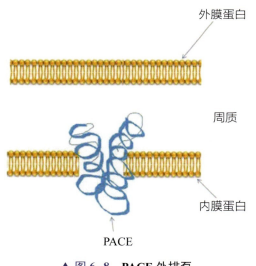

外膜蛋白

周质

内膜蛋白

PACE

▲ 图 6-8　PACE 外排泵

因此，这些膜相关附件对细菌的生存至关重要。外排泵是与多种抗生素和其他抗菌药的外排相关的跨膜蛋白（图 6-9）。这些外排泵使细菌变得更加坚固，能够对抗各种抗菌药。这些膜蛋白参与了多种功能，并协助它们保持其完整性。

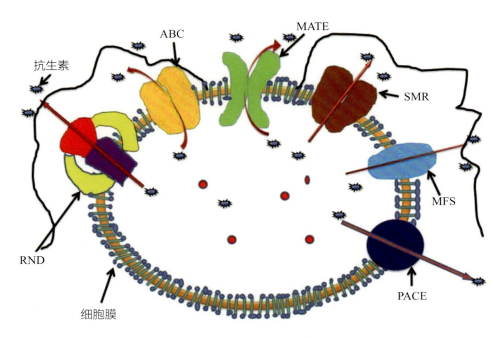

▲ 图 6-9　细菌外排泵

参考文献

[1] Ainsa JA, Martin C, Gicquel B, Gomez-Lus R (1996) Characterization of the chromosomal aminoglycoside 2'-N-acetyltransferase gene from Mycobacterium fortuitum. Antimicrob Agents Chemother 40:2350-2355

[2] Alanis AJ (2005) Resistance to antibiotics: are we in the post-antibiotic era? Arch Med Res 36(6):697-705

[3] Al-Hamad A, Upton M, Burnie J (2009) Molecular cloning and characterization of SmrA, a novel ABC multidrug efflux pump from Stenotrophomonas maltophilia. J Antimicrob Chemother 64(4):731-734

[4] Alonso A, Rojo F, Martínez JL (1999) Environmental and clinical isolates of *Pseudomonas aeru ginosa* show pathogenic and biodegradative properties irrespective of their origin. Environ Microbiol 1(5):421-430

[5] Band V, Weiss D (2015) Mechanisms of antimicrobial peptide resistance in gram-negative bacteria. Antibiotics 4(1):18-41

[6] Baroud Á, Dandache I, Araj GF, Wakim R, Kanj S, Kanafani Z, Khairallah M, Sabra A, Shehab M, Dbaibo G, Matar GM (2013) Underlying mechanisms of carbapenem resistance in extended-spectrum β-lactamase-producing Klebsiella pneumoniae and *Escherichia coli* isolates at a tertiary care centre in Lebanon: role of OXA-48 and NDM-1 carbapenemases. Int J Antimicrob Agents 41(1):75-79

[7] Bay DC, Rommens KL, Turner RJ (2008) Small multidrug resistance proteins: a multi-drug transporter family that continues to grow. Biochim Biophys Acta (BBA)-Biomembr 1778(9):1814-1838

[8] Bentley J, Hyatt LS, Ainley K, Parish JH, Herbert RB, White GR (1993) Cloning and sequence analysis of an *Escherichia coli* gene conferring bicyclomycin resistance. Gene 127(1):117-120

[9] Benz R, Bauer K (1988) Permeation of hydrophilic molecules through the outer membrane of gram-negative bacteria: review of bacterial porins. Eur J Biochem 176(1):1-19

[10] Beveridge TJ (1999) Structures of gram-negative cell walls and their derived membrane vesicles. J Bacteriol 181(16):4725-4733

[11] Bjorland J, Steinum T, Sunde M, Waage S, Heir E (2003) Novel plasmid-borne gene qacJ mediates resistance to quaternary ammonium compounds in equine *Staphylococcus aureus*, Staphylococcus simulans, and

Staphylococcus intermedius. Antimicrob Agents Chemother 47(10):3046-3052

[12] Blanco P, Hernando-Amado S, Reales-Calderon JA, Corona F, Lira F, Alcalde-Rico M, Bernardini A, Sanchez MB, Martinez JL (2016) Bacterial multidrug efflux pumps: much more than anti-biotic resistance determinants. Microorganisms 4(1):14

[13] Bolhuis H, Poelarends G, Van Veen HW, Poolman B, Driessen AJ, Konings WN (1995) The lac tococcal lmrP gene encodes a proton motive force-dependent drug transporter. J Biol Chem 270(44):26092-26098

[14] Chattopadhyay MK, Jagannadham MV (2015) Vesicles-mediated resistance to antibiotics in bac teria. Front Microbiol 6:758

[15] Chuanchuen R, Beinlich K, Hoang TT, Becher A, Karkhoff-Schweizer RR, Schweizer HP (2001) Cross-resistance between Triclosan and antibiotics in *Pseudomonas aeruginosa* is mediated by multidrug efflux pumps: exposure of a susceptible mutant strain to Triclosan selects nfxB mutants overexpressing MexCD-OprJ. Antimicrob Agents Chemother 45(2):428-432

[16] Chung YJ, Saier JM (2001) SMR-type multidrug resistance pumps. Curr Opin Drug Discov Dev 4(2):237-245

[17] Cox G, Wright GD (2013) Intrinsic antibiotic resistance: mechanisms, origins, challenges and solutions. Int J Med Microbiol 303(6-7):287-292

[18] Crossman LC, Gould VC, Dow JM, Vernikos GS, Okazaki A, Sebaihia M, Saunders D, Arrowsmith C, Carver T, Peters N, Adlem E (2008) The complete genome, comparative and functional analysis of Stenotrophomonas maltophilia reveals an organism heavily shielded by drug resistance determinants. Genome Biol 9(4):R74

[19] Crow A, Greene NP, Kaplan E, Koronakis V (2017) Structure and mechanotransmission mechanism of the MacB ABC transporter superfamily. Proceedings of the National Academy of Sciences, p 201712153

[20] Desai H, Wong R, Pasha AK (2016) A novel way of treating multidrug-resistant enterococci. N Am J Med Sci 8(5):229

[21] Dinh T, Paulsen IT, Saier MH (1994) A family of extracytoplasmic proteins that allow transport of large molecules across the outer membranes of gram-negative bacteria. J Bacteriol 176(13):3825-3831

[22] Dreier J, Ruggerone P (2015) Interaction of antibacterial compounds with RND efflux pumps in *Pseudomonas aeruginosa*. Front Microbiol 6:660

[23] Du D, van Veen HW, Murakami S, Pos KM, Luisi BF (2015) Structure, mechanism and cooperation of bacterial multidrug transporters. Curr Opin Struct Biol 33:76-91

[24] Fetar H, Gilmour C, Klinoski R, Daigle DM, Dean CR, Poole K (2011) mexEF-oprN multidrug efflux operon of *Pseudomonas aeruginosa*: regulation by the MexT activator in response to nitrosative stress and chloramphenicol. Antimicrob Agents Chemother 55(2):508-514

[25] Ghai I, Ghai S (2018) Understanding antibiotic resistance via outer membrane permeability. Infect Drug Resist 11:523-530. https://doi.org/10.2147/IDR.S156995

[26] Greener T, Govezensky D, Zamir A (1993) A novel multicopy suppressor of a groEL mutation includes two nested open reading frames transcribed from different promoters. EMBO J 12(3):889-896

[27] Hancock RE, Brinkman FS (2002) Function of Pseudomonas porins in uptake and efflux. Ann Rev Microbiol 56(1):17-38

[28] Hassan MR, Acharjee M, Das E, Das KK, Ahmed T, Akond MA, Fatema KK, Noor R (2013) Microbiological study of sea fish samples collected from local markets in Dhaka city. Int Food Res J 20:1491-1495

[29] Hassan KA, Liu Q, Henderson PJ, Paulsen IT (2015) Homologs of the Acinetobacter baumannii AceI transporter represent a new family of bacterial multidrug efflux systems. MBio 6(1):e01982-e01914

[30] Hassan KA, Liu Q, Elbourne LD, Ahmad I, Sharples D, Naidu V, Chan CL, Li L, Harborne SP, Pokhrel A, Postis VL (2018) Pacing across the membrane: the novel PACE family of efflux pumps is widespread in gram-negative pathogens. Res Microbiol 169(7-8):450-454

[31] Hernando-Amado S, Blanco P, Alcalde-Rico M, Corona F, Reales-Calderon JA, Sanchez MB, Martinez JL (2016) Multidrug efflux pumps as main players in intrinsic and acquired resistance to antimicrobials. Drug Resist Updat 28:13-27

[32] Kadurugamuwa JL, Beveridge TJ (1995) Virulence factors are released from *Pseudomonas aeru ginosa* in association with membrane vesicles during normal growth and exposure to gentamicin: a novel mechanism of

enzyme secretion. J Bacteriol 177(14):3998-4008

[33] Kim SW, Park SB, Im SP, Lee JS, Jung JW, Gong TW, Lazarte JMS, Kim J, Seo JS, Kim JH, Song JW (2018) Outer membrane vesicles from β-lactam-resistant *Escherichia coli* enable the survival of β-lactam-susceptible *E. coli* in the presence of β-lactam antibiotics. Sci Rep 8(1):5402

[34] Kuehn MJ, Kesty NC (2005) Bacterial outer membrane vesicles and the host-pathogen interaction. Genes Dev 19(22):2645-2655

[35] Kumar S, Mukherjee MM, Varela MF (2013) Modulation of bacterial multidrug resistance efflux pumps of the major facilitator superfamily. Int J Bacteriol. 2013

[36] Kuroda T, Tsuchiya T (2009) Multidrug efflux transporters in the MATE family. Biochim Biophys Acta (BBA)-Proteins Proteomics 1794(5):763-768

[37] Langton KP, Henderson PJ, Herbert RB (2005) Antibiotic resistance: multidrug efflux proteins, a common transport mechanism? Nat Prod Rep 22(4):439-451

[38] Li XZ, Ma D, Livermore DM, Nikaido H (1994) Role of efflux pump (s) in intrinsic resistance of *Pseudomonas aeruginosa*: active efflux as a contributing factor to beta-lactam resistance. Antimicrob Agents Chemother 38(8):1742-1752

[39] Lin MF, Lan CY (2014) Antimicrobial resistance in Acinetobacter baumannii: from bench to bed side. World J Clinical Cases: WJCC 2(12):787

[40] Lin HTV, Massam-Wu T, Lin CP, Wang YJA, Shen YC, Lu WJ, Hsu PH, Chen YH, Borges Walmsley MI, Walmsley AR (2017) The Vibrio cholerae var regulon encodes a metallo-β- lactamase and an antibiotic efflux pump, which are regulated by VarR, a LysR-type transcription factor. PLoS One 12(9):e0184255

[41] Luong TT, Dunman PM, Murphy E, Projan SJ, Lee CY (2006) Transcription profiling of the mgrA regulon in *Staphylococcus aureus*. J Bacteriol 188(5):1899-1910

[42] Matsuo T, Chen J, Minato Y, Ogawa W, Mizushima T, Kuroda T, Tsuchiya T (2008) SmdAB, a heterodimeric ABC-type multidrug efflux pump, in Serratia marcescens. J Bacteriol 190(2):648-654

[43] May KL, Grabowicz M (2018) The bacterial outer membrane is an evolving antibiotic barrier. Proc Natl Acad Sci 115(36):8852-8854

[44] Neuberger A, Du D, Luisi BF (2018) Structure and mechanism of bacterial tripartite efflux pumps. Res Microbiol 169(7-8):401-413

[45] Ng EY, Trucksis M, Hooper DC (1994) Quinolone resistance mediated by norA: physiologic characterization and relationship to flqB, a quinolone resistance locus on the *Staphylococcus aureus* chromosome. Antimicrob Agents Chemother 38(6):1345-1355

[46] Nikaido H (1996) Multidrug efflux pumps of gram-negative bacteria. J Bacteriol 178(20):5853

[47] Nikaido H, Takatsuka Y (2009) Mechanisms of RND multidrug efflux pumps. Biochim Biophys Acta (BBA)-Proteins Proteomics 1794(5):769-781

[48] Nikaido H, Basina M, Nguyen VY, Rosenberg EY (1998) Multidrug efflux pump AcrAB of Salmonella typhimurium excretes only those β-lactam antibiotics containing lipophilic side chains. J Bacteriol 180(17):4686-4692

[49] Ninio S, Rotem D, Schuldiner S (2001) Functional analysis of novel multidrug transporters from human pathogens. J Biol Chem 276(51):48250-48256

[50] Nishino K, Nikaido E, Yamaguchi A (2009) Regulation and physiological function of multidrug efflux pumps in Escherichia coli and Salmonella. Biochim Biophys Acta (BBA)-Proteins Proteomics 1794(5):834-843

[51] Piddock LJ (2006) Multidrug-resistance efflux pumps? not just for resistance. Nat Rev Microbiol 4(8):629

[52] Poole K (2001) Multidrug resistance in gram-negative bacteria. Curr Opin Microbiol 4(5):500-508

[53] Powers MJ, Trent MS (2018) Phospholipid retention in the absence of asymmetry strength ens the outer membrane permeability barrier to last-resort antibiotics. Proc Natl Acad Sci 115(36):E8518-E8527

[54] Putman M, van Veen HW, Poolman B, Konings WN (1999) Restrictive use of detergents in the functional reconstitution of the secondary multidrug transporter LmrP. Biochemistry 38(3):1002-1008

[55] Putman M, van Veen HW, Konings WN (2000) Molecular properties of bacterial multidrug trans porters. Microbiol Mol Biol Rev 64(4):672-693

[56] Redgrave LS, Sutton SB, Webber MA, Piddock LJ (2014) Fluoroquinolone resistance: mechanisms, impact on bacteria, and role in evolutionary success. Trends Microbiol 22(8):438-445

[57] Rosenberg EY, Bertenthal D, Nilles ML, Bertrand KP, Nikaido H (2003) Bile salts and fatty acids induce the expression of *Escherichia coli* AcrAB multidrug efflux pump through their interaction with Rob regulatory protein. Mol Microbiol 48(6):1609-1619

[58] Rumbo C, Fernández-Moreira E, Merino M, Poza M, Mendez JA, Soares NC, Mosquera A, Chaves F, Bou G (2011) Horizontal transfer of the OXA-24 carbapenemase gene via outer membrane vesicles: a new mechanism of dissemination of carbapenem resistance genes in Acinetobacter baumannii. Antimicrob Agents Chemother 55(7):3084-3090

[59] Saier MH (2000) A functional-phylogenetic classification system for transmembrane solute transporters. Microbiol Mol Biol Rev 64(2):354-411

[60] Sanchez P, Alonso A, Martinez JL (2004) Regulatory regions of smeDEF in Stenotrophomonas maltophilia strains expressing different amounts of the multidrug efflux pump SmeDEF. Antimicrob Agents Chemother 48(6):2274-2276

[61] Schindler BD, Kaatz GW (2016) Multidrug efflux pumps of gram-positive bacteria. Drug Resist Updat 27:1-13

[62] Schuldiner SHIMON, Lebendiker MARIO, Yerushalmi HAGIT (1997) EmrE, the smallest ion-coupled transporter, provides a unique paradigm for structure-function studies. J Exp Biol 200(2):335-341

[63] Silver LL (2011) Challenges of antibacterial discovery. Clin Microbiol Rev 24(1):71-109

[64] Tomii K, Kanehisa M (1998) A comparative analysis of ABC transporters in complete microbial genomes. Genome Res 8(10):1048-1059

[65] Ubukata K, Itoh-Yamashita N, Konno M (1989) Cloning and expression of the norA gene for fluoroquinolone resistance in *Staphylococcus aureus*. Antimicrob Agents Chemother 33(9):1535-1539

[66] WHO (2018). https://www.who.int/mediacentre/news/releases/2018/antibiotic-resistance-found/ en/

[67] Wilkens S (2015) Structure and mechanism of ABC transporters. F1000Prime Rep 7:14

第 7 章　细菌获得性耐药机制
Extrinsic Antibiotic-Resistant Mechanism in Bacteria

摘　要

细菌已经获得多种耐药性机制来应对恶劣的环境条件。这些耐药性机制可以是固有性的，也可以是获得性的。细菌可以通过获得特化形状、改变基因组功能或从其他物种获得合适的基因组迅速对不断变化的环境条件做出反应。在获得性耐药机制下，细菌从其他已对恶劣环境条件具有耐药性的细菌获得耐药性基因。在本章中，我们讨论了水平基因转移、移动基因转移和重组。

环境是细菌种群之间基因交换的良好平台，环境压力使细菌获得可持续生存的耐药性机制，细菌耐药性的出现是一种获得性机制，细菌有多种获得性耐药机制，帮助其对多种抗生素产生耐药性。在本章中，我们讨论了细菌密集参与的应对过多抗生素的多种耐药机制。

一、靶向基因转移

在细菌领域中，耐药性出现的严重程度是全球公共卫生关注的主要问题。对新抗生素可用性的限制使医生对耐药性细菌的控制陷入窘境。在农业、医疗和工业领域抗生素的过度使用和误用促进了环境中耐药性细菌的出现。抗生素的滥用给临床医生带来了最大的挑战。环境是耐药基因和可移动遗传元件在细菌种群间交换和传播的最佳场所。

二、水平基因转移

水平基因转移（horizontal gene transfer, HGT）是一种细菌在没有任何遗传信息共享的情况下进行遗传信息交换的耐药（Andam et al, 2011）。众所周知环境中包含大量的现有基因组，这些基因组有可能在物种内转移，水平基因转移涉及从基因片段到基因、操纵子，有时整个基因组也能发生转移（Igarashi et al, 2001）。HGT 赋予细菌选择优势以适应新的生态位（Marri et al, 2007）。抗生素耐药基因通过 HGT 的传播导致了细菌的快速出现以及突变和多样化，这是导致 MDR 恶化的根本原因（Ciccarelli et al, 2006）。有时，人们观察到 HGT 负责原始基因组的改变以获得更好的适应性，最终导致在现有种群中出现新物种（Welch et al, 2002）。另外，HGT 还可以弥合两个物种特征之间的差距（Hanage et al, 2005）。HGT 的不同机制解释如下。

（一）转化

1928 年，Griffith 在他的经典实验中解释了肺炎葡萄球菌 DNA 转化的机制。1944 年，McLeod、Avery 和 McCarty 进一步解释了这种现象，他们指出 DNA 是一种遗传物质，它们将遗传信息从一代传递到下一代。随着精密仪器的发明，进一步探索了遗传物质信息，这些仪器已彻底改变了生物领域。有关遗传物质的更多信息被彻底发现。20 世纪 90 年代中期的基因组测序分析表明了物种间 DNA 转移的持久性，这种机制被称为水平基因转移（HGT）（Blakely, 2015）。除了肺炎链球菌外，还进一步研究了在淋病奈瑟菌、幽门螺杆菌、空肠弯曲杆菌和流感嗜血杆菌中的转化现象（Fischer et al, 2001）。

在 DNA 获取过程中，能力刺激肽（CSP）起着主导作用（Lattar et al, 2018）。CSP 是一种信息素，可激活同源膜受体 ComD 和反应调节剂受体 ComE（Straume et al, 2015）。通过这种方式，CSP 主要负责肺炎链球菌之间的通讯（Straume et al, 2015）。CSP 编码基因位于 comCDE 操纵子上，主要负责转化过程中对各种基因的调控。最近，人们发现 Ⅳ 型菌毛（T4P）编码基因位于 comG 操纵子上，在某些肺炎链球菌转化过程中该操纵子负责对裸 DNA 的摄取（Peterson et al, 2004）。comG 操纵子的下游基因 comGA 编码产生菌毛所需的 ATP 酶；然而，菌毛的主要亚基是由下游基因 comGC 编码的（Laurenceau et al, 2013）。菌毛对 DNA 的摄取是必不可少的，相反菌毛突变细胞不能吸收 DNA。大多数细菌的耐药性是由 HGT 的 DNA 转移驱动的。这一机制还包括转座子介导的对 β- 内酰胺类、甲氧苄啶和一些"最后手段"的药物（如利奈唑胺和碳青霉烯类）（Kim et al, 2016）。细胞在转化过程中只有 6.6kb 左右的 DNA 小片段被细胞吸收，并通过同源重组过程进一步整合（Méjean and Claverys, 1993）。在不同菌株的肺炎链球菌中，由于同源重组而观察到异质性（Mostowy et al, 2014）。但是对于大片段 DNA 的转化则采用胶囊转换机制，用于转化对四环素和大环内酯类产生耐药性的基因（Croucher et al, 2014）。

（二）耦联

耐药性细菌挟持着抗菌药市场，它们对市售抗生素启动了各种耐药机制。接合是一种由两个细菌直接接触以交换遗传物质的转移机制。转移过程由复杂的遗传机制监测，确保通过 MOB 基因和接合对形成系统（MPF）基因进行 DNA 动员（Garcillan-Barcia et al, 2009）。这些功能基因由自主复制质粒或位于染色体上的整合性接合元件（ICE）编码（Guglielmini et al, 2011）。在革兰阴性细菌中，Ⅳ型分泌系统（T4SS）促进了耦联过程，它是一种参与底物运输和菌毛形成的大分子复合物（Cabezón et al, 2014）。T4SS 系统还参与了猪布鲁氏菌、汉赛巴尔通体、嗜肺军团菌和幽门螺杆菌毒力因子的分泌（Myeni et al, 2013）。在接合的过程中，质粒能够合成自己的 MPF，而不能合成自身 MPF 的质粒则依赖于其他质粒来合成 T4SS。在变形菌门中已经描述了四个 MPF 家族 MPFF（根据接合质粒 F 命名）、MPFI（参考 IncI 质粒）、MPFT（根据 Ti 质粒命名）和 MPFG（与 ICE 相似）（Smillie et al, 2010）。MPF 基因在蓝藻门、厚壁菌门、拟杆菌门、放线菌门和古生菌中都有较多的记录（Guglielmini et al, 2011）。T4SS 系统在整个谱系中高度保守，因为它控制着各种功能，如毒力因子的分泌、细菌接合和 DNA 摄取（Waksman and Fronzes, 2010）。该系统具有四个蛋白质结构域，用于菌毛的形成，核心通道复合物、内膜平台和通道底部的六聚体 ATP 酶合成，因此这是菌毛发生和底物运输所必需的（Waksman and Fronzes, 2010）。

质粒是能够自我复制的遗传单位，能够通过接合较小程度上的转化传播遗传元件（Alalam et al, 2018）。Alalam 等已经对 6000 多个变形杆菌质粒进行了测序（Alalam et al, 2018），并研究了肠杆菌科中不同接合质粒家族与各种耐药性的关系（Carattoli, 2009）。在接合过程中，菌毛的形成是为了促进接合元件向受体细胞的转移。有一些有效的方法，包括化学方法，通过抑制接合来限制携带抗生素耐药基因的质粒的传播（Cabezón et al, 2017）。据观察质粒编码的接合因子是不保守的，也可以是不同的，质粒的提供或接收也取决于染色体编码因子。耐药性在细菌中的传播已经得到了很好的研究，现已证明，一旦基因成功地导入质粒，就可能会迅速传播（Canton et al, 2012）。通过传播过程这些基因进入人体、动物和环境。质粒作为载体遗传工具，在全球范围内传播各种抗生素（如 β- 内酰胺类、喹诺酮类、氨基糖苷类、四环素类和磺胺类）耐药性编码基因（Huddleston, 2014）。质粒通常通过共同的机制进行复制或遗传，但不在同一细胞系中增殖，这可以被描述为不相容性（Novick, 1987）。质粒根据其宿主范围分为不同的不相容性（Inc）组，如 IncF、A/C、L/M、N、11 和 H12（Novick, 1987）。IncF 质粒宿主范围窄，但表现出广泛的多样性，这与 ESBL 大肠杆菌有关。这些 Inc 质粒组是主要的临床问题，因为它们与多重耐药有关（Alalam et al, 2018）。

三、同源重组

细菌的基因转移是其适应环境所必需的。在细菌中遗传物质的转移主要有三种机制，即转化、接合和转导。细菌从附属基因库中获取遗传元素以强化自身（Feavers et al, 1992）。细菌经常在其基因组中存在的同源遗传物质之间导入基因和基因片段。该过程首先在编码抗原或抗生素抗性基因座上的镶嵌基因中被发现（Spratt et al, 1991）；这一现象被称为同源重组。

遗传元件的固定对于基因进入移动池是至关重要的，在不同的环境下，同一组装中具有相同边界的少数组件的重复表明，共同组件之间的重组在多重耐药性区域的组装和演化中起着至关重要的作用。相反，有文献表明多重耐药性区域在 Tn3 和 Tn5053 转座子家族的 res 位点上显示了溶解酶介导的位点特异性重组（Partridge, 2011）。同源重组中 DNA 链的断裂和连接是一个精确的过程，取决于耐药性区域的长度和基因的亲缘程度（Didelot and Maiden, 2010）。在枯草芽孢杆菌、大肠杆菌、施氏假单胞菌和肺炎链球菌之间，重组频率随着序列差异的增加而降低（Skippington and Ragan, 2011）。同源 DNA 可以以中等效率整合，但是在整个基因组分化过程中重组频率较低，可能大于 25%（de Vries et al, 2001）。重组效率可以用来确定序列的散度以及基因组整合位置内转移区域的长度。这一现象在 20 株大肠杆菌中得到了很好的研究（Touchon et al, 2009）。尽管基因丢失发生在保守位点，并在大肠杆菌中被发现（Skippington and Ragan, 2011）。

转座子通过同源重组在细菌中传播抗生素耐药基因的作用得到了很好的研究（Bennett, 2008）。在细菌和古生菌中已经发现了 400 多个转座子。转座子 Tn5 编码的基因通常对氨基糖苷类如卡那霉素和新霉素具有耐药性，Tn1 编码的基因对四环素具有耐药性（特别是在肠杆菌科中）（Bennett, 2008）。此外，Tn3 编码对 β- 内酰胺类如氨苄西林，而 Tn21 编码对链霉素、奇霉素和磺胺类的耐药基因（Bennett, 2008）。然而，转座子的结构和遗传差异很大；它们的中心 DNA 序列两侧有反向插入序列（IS）或其他协助转座子的元件（Bennett, 2008）。

基因组内 DNA 的动员（转位）在基因的胞内和胞外运动中起着重要作用。转座子长期以来一直与抗生素抗性基因的传播有关（Bennett et al, 2008）。虽然它们的结构和遗传相关性差异很大，但一般来说，它们由一个中心 DNA 序列组成，两侧是反向插入序列（IS）或其他参与转位的元件（图 7-1）。

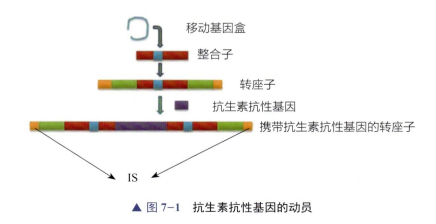

▲ 图 7-1　抗生素抗性基因的动员

最近，人们观察到一类新的重组，其中只需一个插入序列就可以调动遗传元件（Toleman et al, 2006），这种可移动元件被称为插入序列共有区域（ISCR）。ISCR 具有末端序列 oriIS 和 terIS，分别用于起始复制和终止复制。有无数的 ISCR 得到越来越多的研究，因为它们参与了细菌耐药性的产生（Toleman et al, 2006）。ISCR 最初被检测为类整合子的相关序列，因为它们具有相同的序列区域 CR（Stock et al, 1993）；后来被指定为 ISCR。ISCR 与 IS91、IS801 和 IS1294 三个密切相关的 IS 元素具有相似性（Garcillan-Bracia et al, 2002; Toleman et al, 2006）。

四、整合子

位点特异性重组是由整合子而不是转座子介导的（Mazel, 2006）。整合子由 intI 基因控制，intI 编码位点特异性重组酶和相邻的初级重组位点（attI）。重组位点用于基因盒整合。IntI 负责整合子内和整合子间基因盒的固定（图 7-2）。整合子可以由染色体编码，它们不能独立移动，需要质粒或转座子来动员（Nemergut et al, 2004）。此外，在结构上，大多数抗性整合子都符合 1 类整合子。1 类整合子由两个称为常数序列（CS）的不变区域和一个可变区域组成，在 5′-CS 端一侧配有 int、盒式插入位点 attI 和基因表达启动子（Deng et al, 2015）。整合子通过将耐药基因固定在耐药盒内和耐药盒之间，在耐药性的出现中发挥非常重要的作用（Krauland et al, 2009）。在 3′-CS 端，它配备了 qacEΔ1 基因的一部分，该基因对季铵盐化合物和磺胺类药物产生耐药性（Mahzounieh et al, 2014）。最近已经确定，抗生素耐药基因盒包括那些编码金属 -β- 内酰胺酶、IMP 和 VIM 的基因（Nordmann and Poirel, 2002），它们赋予细菌对碳青霉烯类、亚胺培南和美罗培南的耐药性。

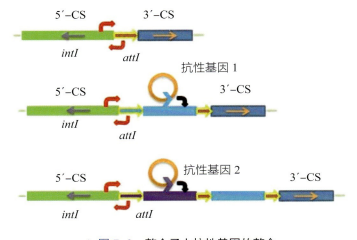

▲ 图 7-2　整合子上抗性基因的整合

五、位点特异性重组

位点特异性重组在许多生物系统中对插入、删除和反转 DNA 片段（Hallet and Sherratt, 1997）发挥着非常重要的作用。DNA 重排是由位点特异性重组介导的，其中四个 DNA 链在两个分离重组位点的特定位置断裂、交换和释放（Hallet and Sherratt, 1997）。DNA 重排通常由转座子促进；转座子介导的重组与位点特异性重组的一个主要区别是前者依赖于靶点特异性，而后者的位置是固定的（Hallet and Sherratt, 1997）。在位点特异性重组中，序列保持保守，没有新的 DNA 被合成和降解（Hallet and Sherratt, 1997）。因此这种位点特异性重组的特性被用于多种生物学功能（Nash, 1996）。这些系统控制的基因可能编码噬菌体的表面蛋白和细菌的鞭毛抗原或菌毛。重组提供了遗传变异，使宿主在不稳定环境条件下具有适应性。除此之外，在噬菌体中，位点特异性重组更倾向于溶原或溶菌生命周期（Landy, 1989, 1993）。同样，在细菌中切除和整合反应用于在不同基因组位点之间转移非特异性遗传物质（如抗生素抗性基因）（Hallet and Sherratt, 1997）。重组酶属于分解酶和转化酶两个主要家族，促进了位点特异性重组的多样化灵活性（Hatfull, 1988）。

六、靶向 SOS 反应

细菌 SOS 反应是一种经典的分子途径，通过抗生素应激、有毒化学应激和环境应激等多种应激诱导 DNA 损伤（Culyba et al, 2015）。SOS 反应是一种广泛保守的细菌应激反应，以保护其免受遗传毒性（Foster, 2007）。除了对基因毒性化合物的保护外，SOS 反应还与诱变和耐药性有关（Foster, 2007）。当细胞感知到过度的 DNA 损伤或单链 DNA 积累时，细菌中的 SOS 反应被激活。这是一种分子机制，由一组 SOS 基因启动，并由抑制蛋白 LexA 和激活蛋白 RecA 进一步辅助（Fernández et al, 2000）。LexA 是一种抑制蛋白酶，在没有胁迫的情况下阻断 SOS 基因的表达。此外，当细菌经历应激时，RecA 感知变性的 DNA 并形成活化的核蛋白丝（RecA*）。相反，RecA* 刺激 LexA 进行白蛋白水解，并启动抑制 SOS 效应基因的过程（Mo et al, 2016），尽管这可以诱导 SOS 效应基因在抗生素应激、致病性和获得性耐药的存在下提供更好的适应性。许多抗生素是由 SOS 反应直接（如氟喹诺酮类）或间接（如 β– 内酰胺类）触发的（Maiques et al, 2006; Kohanski et al, 2007）。根据 Cirz 等（2005）的一项研究，观察到在灭活 LexA 自溶原活性时，大肠杆菌对环丙沙星或利福平的耐药性降低（Mo et al, 2016）。SOS 反应在细菌中表达了一定的多样性，尽管 SOS 反应的作用不同，但在细菌中也观察到显著的多样性，铜绿假单胞菌、金黄色葡萄球菌和枯草芽孢杆菌表达一定程度的多样性诱导大肠杆菌的 SOS 反应（Kreuzer, 2013）。表达基因的多样性主要表现在参与 DNA 损伤修复或耐受的基因产物中。诱导重组有助于通过 SOS 反应表达耐药性（Guerin et al, 2009）。

七、突变产生耐药性

耐药性的出现严重威胁着医学研究人员。细菌的耐药性可以通过几种常见的分子策略来实现，如抗生素失活、改变靶点以及减少到达靶点的药物量（Munita and Arias, 2016）。在这种情况下，耐药性的改变可以通过 DNA 序列的局部改变、DNA 的分子间重组和水平基因转移机制来实现。显然，人们已经观察到遗传物质的改变是一个被动的过程；分子机制的多样化是通过接触抗生素来实现的。加速的遗传变化导致细菌种群中耐药性的进化和传播。一般来说，细菌的繁殖时间较短；因此，它们可以经常进化出在多次复制过程中获得的特性。新的抗生素以不同的方式挑战细菌，并不断迫使它们克服这种挑战。这种挑战会诱导细菌的自发突变，从而导致靶点的修饰。因此，改变靶点后，抗生素不能与靶点细菌锚定。

对各种抗生素的突变耐药性非常普遍，这是世界范围内的一个严重问题。对氟喹诺酮类和噁唑烷酮类等合成抗生素突变产生的耐药性频率较低。频繁使用氟喹诺酮类药物对抗革兰阳性和革兰阴性菌导致了突变耐药性。氟喹诺酮类药物通过靶向 DNA 拓扑异构酶 II 和 IV 两种酶来抑制细菌的生长（Hawkey, 2003）。基因 *gyrA* 和 *gyrB* 编码拓扑异构酶 II 或 *parC* 和 *parE* 编码拓扑异构酶 IV（Hawkey, 2003）。氟喹诺酮类的突变是由这些亚基上氨基酸替代物的积累引起的（Foster, 2007）。在革兰阴性菌中，主要突变位点为 *gyrA*，而在革兰阳性菌中，主要突变位点为 *parC*（Schneiders et al, 2003）。这些突变介导的耐药性可通过影响外排泵的其他突变进一步增强（Tankovic et al, 1996）。

利奈唑胺是噁唑烷酮类药物中第一个通过抑制 70S 核糖体起始复合体来杀死细菌细胞的新型抗生素（Ford et al, 1997）。它是一种合成药物；因此，细菌不具有任何抗生素的储存基因。但在临床试验中分离出利奈唑胺肠球菌（Zurenko et al, 1999; Halle et al, 2004）；金黄色葡萄球菌、凝固酶阴性葡萄球菌也进化出了对这种抗生素的耐药性（Meka et al, 2004; Fraimow et al, 2005; Wolter et al, 2005）。对唑胺类的耐药性是由 23S rRNA 基因突变介导的（Morales et al, 2010）。然而，一个基因上的单一突变事件不足以产生表型耐药性，需要进一步的染色体内重组，将突变分配到多个 rDNA 等位基因上（Klein, 1995; North et al, 2005）。因此，携带利奈唑胺耐药突变的 rDNA 与利奈唑胺 MIC 之间存在相关性。

在大多数细菌种类中，突变是导致耐药性的主要原因。突变导致某些抗生素产生耐药性，例如，利福平耐药性是由 *rpoB*、*katC*、*inhA*、*oxyR*、*ahpC* 和 *furA* 介导的，导致异烟肼耐药性；而吡嗪酰胺耐药性是由 *pncA* 介导的；链霉素耐药性由 *rrs* 和 *rpsl* 介导的；氟喹诺酮类药物耐药性由 *gyrA* 和 *gyrB* 介导（Gillespie, 2002）。

八、可移动 DNA

可移动遗传元件（mobile genetic element, MGT）是一种可以在细胞内质粒和共轭转座子之间移动的遗传元件，而基因盒和 ISCR 促进的基因动员可以从一个细胞移动到另一个细胞（Bennett, 2008）。质粒和共轭转座子可以通过复制从一个细胞移动到其他细胞，而耐药性转座子、基因盒和 ISCR 可以通过重组移动，这可能需要也可能不需要复制。

九、质粒

质粒是细菌对抗生素产生耐药性和耐药性传播的最重要的遗传因素。含有多种基因的质粒对抗生素具有耐药性；重金属如银、铬、镉和汞；毒性决定因素；以及增强 DNA 修复能力功能（Bennett, 2008）。大多数质粒是环状和双链 2～3 到 400 个或更多的基因。耐药性是由位于质粒上的基因决定的。抗生素编码基因如 β- 内酰胺酶、AmpC、碳青霉烯酶和 MCR 的超广谱大多位于质粒上，它们很容易在环境中传播，因为质粒能够对氨基糖苷类、复方磺胺甲噁唑、氟喹诺酮类和其他抗生素产生耐药性（Rozwandowicz et al, 2018）。在肠杆菌科中，几个主要的质粒家族如 A/C、F、I2、N、X 和 H12 已被确定与主要感染相关（Carattoli et al, 2015）。此外，由于获得性耐药性，来自这些家族的大多数质粒谱系与不同地区的主要流行病有关（Matamoros et al, 2017）。质粒具有高度的可塑性，可以高频率地插入、切除和 DNA 重排（Kado, 2015），例如，bla_{CTX-M} 在本质上是高度可变的（Buckner et al, 2018）。据文献记载，已鉴定出 207 种 bla_{CTX-M} 变异（Naas et al, 2017）。由 *mcr-1* 基因控制的甲氧西林耐药性首次在可传播质粒上发现（Liu and Liu, 2016）。此后，*mcr*-1 和变异体被鉴定为多个质粒和宿主菌株的主干。此外，还有一些质粒携带外排泵的抗性基因，如 *oqxAB* 和 *qepA*（Buckner et al, 2018）。因此，这些携带质粒的耐抗生素基因是导致死亡、发病以及传染性基因在细菌种群中传播的原因。根据美国疾病控制与预防中心（CDC）2016 年的报告，北欧侵袭性肺炎克雷伯菌对碳青霉烯类抗生素的耐药性从 66.9%（希腊）、33.9%（意大利）和 2.1%（西班牙）到低于 5%。有时，人类和动物作为质粒介导的耐药性在全球传播的载体；根据一项研究，返回荷兰的旅行者的血液中有 30.5% 的 ESBL，而在旅行前只有 8.6%（Paltansing et al, 2013）。同样，在 2011 年至 2012 年从东南亚和南非返回的旅行者中也发现了 *mcr*-1（von Wintersdorff et al, 2016）。因此，在这些研究的基础上，研究了耐药性基因如何容易地通过移动遗传元件传播。

十、共轭转座子

在细菌中，转座子是耐药性基因传播的主要驱动因素。转座子与多种耐药病原体的出现有关，如耐甲氧西林金黄色葡萄球菌（MRSA）、耐万古霉素肠球菌（VRE）和产生扩展谱 β- 内酰胺酶（ESBL）的肠杆菌科，这些病原体与全球公共卫生问题高度相关（Uemura et al, 2010）。20 世纪 70 年代，两个不同的实验室在革兰阳性菌中发现了共轭转座子（Franke and Clewell, 1981）。Clewell 的研究组在粪肠球菌中发现了共轭转座子；它被指定为 Tn916（Gawron-Burke and Clewell, 1982）；然而，共轭转座子也存在于肺炎链球菌中，被称为 Tn5253（Ayoubi et al, 1991）。Tn916 和 Tn5253 都携带四环素 *tetM* 基因。共轭转座子与非共轭转座子表现出各种相似性和不同之处，例如 Tn1545 为共轭转座子，而 Tn1546 不是。在革兰阴性菌中，Tn916 广泛参与各种活动；它还与革兰阳性菌如奈瑟淋球菌和金氏杆菌属有一些共同的特征（Salyers et al, 1995）。还发现了一组独特的共轭转座子，它们与革兰阴性转座子 Tn916 不同，被称为拟杆菌共轭转座子（Li et al, 1995）。拟杆菌类共轭转座子不同于革兰阴性和革兰阳性细菌（Salyers et al, 1995），这类转座子属于 Tn916，对主要类型抗生素具有耐药性（Bi et al, 2011）。还有一种被称为 Tn1549 的转座子，负责使 VRE 菌株对万古霉素产生耐药性（van Hal et al, 2016）。尽管产生了耐药性，但它们也参与了细菌种群中耐药性基因的传播（Rubio-Cosials et al, 2018）。

结合元件从一个细胞转移到另一个细胞的过程是通过遗传元件的切除和整合来完成的。在这方面，细胞接触的过程仍然是未知的。遗传物质的转移是由两种关键的酶，即整合酶和分解酶完成的（Burrus et al, 2002）。整合酶属于酪氨酸位点特异性重组酶家族。遗传元件转移的第一步是切除过程，由整合酶和切除酶催化（Burrus et al, 2002）。由此形成了一个共价闭合的环状遗传分子，其中包含一个附着位点 attTn 它是由 Tn916 共轭转座子两侧的两个位点 attR 和 attL 连接形成的。这个过程的第二步是共轭转移；其中一个功能基因编码形成交配孔，启动转移所需的所有蛋白质（Burrus et al, 2002）。在 oriT 上创建一个缺口以启动单链的转移（Jaworski and Clewell, 1995）。除此之外，酪氨酸重组酶催化附着位点 attTn 的整合。位点特异性的切除和低特异性整合导致遗传元件的细胞内转位（Jaworski and Clewell, 1995）。除此之外，人们还研究发现共轭转座子和一些位点特异性元件在整合的特异性方面表现出可变性（Burrus et al, 2002）。共轭转座子精确地将序列整合到艰难梭菌的独特位点 att916 和粪肠球菌大阵列中（Wang et al, 2000a）。Tn5397 在艰难梭菌的特定位点整合，而在枯草芽孢杆菌的大量位点整合（Wang et al, 2000b）。

十一、基因盒

基因盒是带有一个或多个基因和整合子的小遗传元件。整合子可能包含几个基因盒；耐药性的信息被分配在这些基因盒上。这些基因盒可以圆形的形式自由存在，但它们在自然界中并不自我复制；因此它们与整合子有关（Collis and Hall, 1992）。所有关于增值、表达和易位所需的信息都存储在整合子上。基因盒由一个长度和序列可变的重组位点组成，但在末端有共享保守区域。然而，整合子具有编码整合酶和 *attI* 重组位点的 *intI* 基因（Partridge et al, 2009）（图 7-3）。约有 100 个基因盒，它们都是抗生素决定因子（Mazel et al, 1998）。

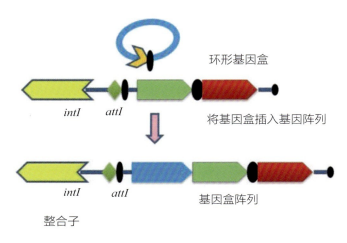

环形基因盒

将基因盒插入基因阵列

基因盒阵列

整合子

▲ 图 7-3 基因盒示意图

十二、ISCR 启动基因动员

ISCR 与细菌的耐药性密切相关，是可移动的遗传元素。耐药性基因在细菌群体中传播的分子机制包括遗传物质在细胞之间的转移，精确地从一个 DNA 分子转移到另一个 DNA 分子。有一些与共同区域相关的基因是共同区域（CR），分配在第 1 类整合子的 3′ 保守序列之外。一些研究表明，它们与插入序列（IS）有关，命名为 IS91。CR 元素与耐药性有关；它们是可移动的遗传元素；最好是转座因子。因此，CR 元素被进一步归类为 ISCR，并分为两类，CR1 为 ISCR1，CR2 为 ISCR2（Toleman et al, 2006）。ISCR1 与甲氧苄啶基因及其他 5 个 1 类整合子复合物密切相关；其中三个在肠道沙门菌中，一种在弗氏枸橼酸杆菌中，另一种在肺炎克雷伯菌中（Toleman et al, 2006）。此外，ISCR1 还与喹诺酮、氨基糖苷类和 β- 内酰胺酶耐药基因相关。

参考文献

[1] Alalam H, Graf FE, Palm M, Abadikhah M, Zackrisson M, Mattsson M, Hadjineophytou C, Persson L, Stenberg S, Ghiaci P, Sunnerhagen P, (2018) Conjugation factors controlling F-plasmid antibiotic resistance transmission. bioRxiv 271254

[2] Andam CP, Fournier GP, Gogarten JP (2011) Multilevel populations and the evolution of antibiotic resistance through horizontal gene transfer. FEMS Microbiol Rev 35(5):756-767

[3] Ayoubi P, Kilic AO, Vijayakumar MN (1991) Tn5253, the pneumococcal omega (cat tet) BM6001 element, is a composite structure of two conjugative transposons, Tn5251 and Tn5252. J Bacteriol 173(5):1617-1622

[4] Bennett PM (2008) Plasmid encoded antibiotic resistance: acquisition and transfer of antibiotic resistance genes in bacteria. Br J Pharmacol 153(S1):S347-S357

[5] Bi D, Xu Z, Harrison EM, Tai C, Wei Y, He X, Jia S, Deng Z, Rajakumar K, Ou HY (2011) ICEberg: a web-based resource for integrative and conjugative elements found in Bacteria. Nucleic Acids Res 40(D1): D621-D626

[6]　Blakely, GW (2015) Mechanisms of horizontal gene transfer and DNA recombination. In Molecular medical microbiology (pp. 291-302). Academic Press

[7]　Buckner MM, Ciusa ML, Piddock LJ (2018) Strategies to combat antimicrobial resistance: anti plasmid and plasmid curing. FEMS Microbiol Rev 42(6):781-804

[8]　Burrus V, Pavlovic G, Decaris B, Guédon G (2002) Conjugative transposons: the tip of the iceberg. Mol Microbiol 46(3):601-610

[9]　Cabezón E, Ripoll-Rozada J, Peña A, de la Cruz F, Arechaga I (2014) Towards an integrated model of bacterial conjugation. FEMS Microbiol Rev 39(1):81-95

[10]　Cabezón E, De la Cruz F, Arechaga I (2017) Conjugation inhibitors and their potential use to prevent dissemination of antibiotic resistance genes in bacteria. Front Microbiol 8:2329

[11]　Cantón R, González-Alba JM, Galán JC (2012) CTX-M enzymes: origin and diffusion. Front Microbiol 3:110

[12]　Carattoli A (2009) Resistance plasmid families in Enterobacteriaceae. Antimicrob Agents Chemother 53(6):2227-2238

[13]　Carattoli A, Seiffert SN, Schwendener S, Perreten V, Endimiani A (2015) Differentiation of IncL and Inc M plasmid associated with the spread of clinically relevant antimicrobial resistance. PLoS One 10:1-14

[14]　Ciccarelli FD, Doerks T, Von Mering C, Creevey CJ, Snel B, Bork P (2006) Toward automatic reconstruction of a highly resolved tree of life. Science 311(5765):1283-1287

[15]　Cirz RT, Chin JK, Andes DR, de Crécy-Lagard V, Craig WA, Romesberg FE (2005) Inhibition of mutation and combating the evolution of antibiotic resistance. PLoS Biol 3(6):e176

[16]　Collis CM, Hall RM (1992) Gene cassettes from the insert region of integrons are excised as covalently closed circles. Mol Microbiol 6(19):2875-2885

[17]　Croucher NJ, Coupland PG, Stevenson AE, Callendrello A, Bentley SD, Hanage WP (2014) Diversification of bacterial genome content through distinct mechanisms over different times cales. Nat Commun 5:5471

[18]　Culyba MJ, Mo CY, Kohli RM (2015) Targets for combating the evolution of acquired antibiotic resistance. Biochemistry 54(23):3573-3582

[19]　de Vries J, Meier P, Wackernagel W (2001) The natural transformation of the soil bacteria Pseudomonas stutzeri and Acinetobacter sp. by transgenic plant DNA strictly depends on homologous sequences in the recipient cells. FEMS Microbiol Lett 195(2):211-215

[20]　Deng Y, Bao X, Ji L, Chen L, Liu J, Miao J, Chen D, Bian H, Li Y, Yu G (2015) Resistance integrons: class 1, 2 and 3 integrons. Ann Clin Microbiol Antimicrob 14(1):45

[21]　Didelot X, Maiden MC (2010) Impact of recombination on bacterial evolution. Trends Microbiol 18(7):315-322

[22]　Feavers IM, Heath AB, Bygraves JA, Maiden MCJ (1992) Role of horizontal genetic exchange in the antigenic variation of the class 1 outer membrane protein of Neisseria meningitidis. Mol Microbiol 6(4):489-495

[23]　Fernández de Henestrosa AR, Ogi T, Aoyagi S, Chafin D, Hayes JJ, Ohmori H, Woodgate R (2000) Identification of additional genes belonging to the LexA regulon in *Escherichia coli*. Mol Microbiol 35(6):1560-1572

[24]　Fischer W, Hofreuter D, Haas R, (2001) Natural transformation, recombination, and repair

[25]　Ford CW, Hamel JC, Stapert D, Moerman JK, Hutchinson DK, Barbachyn MR, Zurenko GE (1997) Oxazolidinones: new antibacterial agents. Trends Microbiol 5(5):196-200

[26]　Foster PL (2007) Stress-induced mutagenesis in bacteria. Crit Rev Biochem Mol Biol 42(5):373-397

[27]　Fraimow HS, Knob C, Mazur W, McNutt S (2005) Unsuspected emergence of linezolid resistance in coagulase-negative staphylococci in a university hospital. In: Forty-fifth interscience conference on antimicrobial agents and chemotherapy, Washington, DC, p 102

[28]　Franke AE, Clewell DB (1981) Evidence for a chromosome-borne resistance transposon (Tn916) in Streptococcus faecalis that is capable of "conjugal" transfer in the absence of a conjugative plasmid. J Bacteriol 145(1):494-502

[29]　Garcillán-Barcia MP, de la Cruz F (2002) Distribution of IS 91 family insertion sequences in bacte rial genomes: evolutionary implications. FEMS Microbiol Ecol 42(2):303-313

[30]　Garcillán-Barcia MP, Francia MV, De La Cruz F (2009) The diversity of conjugative relaxases and its application in plasmid classification. FEMS Microbiol Rev 33(3):657-687

[31]　Gawron-Burke C, Clewell DB (1982) A transposon in Streptococcus faecalis with fertility proper ties. Nature 300(5889):281

[32] Gillespie SH (2002) Evolution of drug resistance in *Mycobacterium tuberculosis*: clinical and molecular perspective. Antimicrob Agents Chemother 46(2):267-274

[33] Guerin É, Cambray G, Sanchez-Alberola N, Campoy S, Erill I, Da Re S, Gonzalez-Zorn B, Barbé J, Ploy MC, Mazel D (2009) The SOS response controls integron recombination. Science 324(5930):1034-1034

[34] Guglielmini J, Quintais L, Garcillán-Barcia MP, De La Cruz F, Rocha EP (2011) The repertoire of ICE in prokaryotes underscores the unity, diversity, and ubiquity of conjugation. PLoS Genet 7(8):e1002222

[35] Halle E, Padberg J, Rosseau S, Klare I, Werner G, Witte W (2004) Linezolid-resistant Enterococcus faecium and *Enterococcus faecalis* isolated from a septic patient: report of first isolates in Germany. Infection 32(3):182-183

[36] Hallet B, Sherratt DJ (1997) Transposition and site-specific recombination: adapting DNA cut-and-paste mechanisms to a variety of genetic rearrangements. FEMS Microbiol Rev 21(2):157-178

[37] Hanage WP, Fraser C, Spratt BG (2005) Fuzzy species among recombinogenic bacteria. BMC Biol 3(1):6

[38] Hatfull, GF (1988) Resolvases and DNA invertases: a family of enzymes active in site-specific recombination. Genetic Recombination, pp. 357-396

[39] Hawkey PM (2003) Mechanisms of quinolone action and microbial response. J Antimicrob Chemother 51(suppl_1):29-z35

[40] Huddleston JR (2014) Horizontal gene transfer in the human gastrointestinal tract: potential spread of antibiotic resistance genes. Infect Drug Resist 7:167

[41] Igarashi N, Harada J, Nagashima S, Matsuura K, Shimada K, Nagashima KV (2001) Horizontal transfer of the photosynthesis gene cluster and operon rearrangement in purple bacteria. J Mol Evol 52(4):333-341

[42] Jaworski DD, Clewell DB (1995) A functional origin of transfer (oriT) on the conjugative transposon Tn916. J Bacteriol 177(22):6644-6651

[43] Kado CI (2015) Historical events that spawned the field of plasmid biology. In: Plasmids: biology and impact in biotechnology and discovery. American Society of Microbiology, Washington, DC, pp 3-11

[44] Kim L, McGee L, Tomczyk S, Beall B (2016) Biological and epidemiological features of antibiotic resistant *Streptococcus pneumoniae* in pre-and post-conjugate vaccine eras: a United States perspective. Clin Microbiol Rev 29(3):525-552

[45] Klein HL (1995) Genetic control of intrachromosomal recombination. BioEssays 17(2):147-159

[46] Kohanski MA, Dwyer DJ, Hayete B, Lawrence CA, Collins JJ (2007) A common mechanism of cellular death induced by bactericidal antibiotics. Cell 130(5):797-810

[47] Krauland MG, Marsh JW, Paterson DL, Harrison LH (2009) Integron-mediated multidrug resistance in a global collection of nontyphoidal *Salmonella enterica* isolates. Emerg Infect Dis 15(3):388

[48] Kreuzer KN (2013) DNA damage responses in prokaryotes: regulating gene expression, modu lating growth patterns, and manipulating replication forks. Cold Spring Harb Perspect Biol 5:a012674

[49] Landy A (1989) Dynamic, structural, and regulatory aspects of lambda site-specific recombination. Annu Rev Biochem 58(1):913-941

[50] Landy A (1993) Mechanistic and structural complexity in the site-specific recombination pathways of Int and FLP. Curr Opin Genet Dev 3(5):699-707

[51] Lattar SM, Wu X, Brophy J, Sakai F, Klugman KP, Vidal JE (2018) A mechanism of unidirectional transformation, leading to antibiotic resistance, occurs within nasopharyngeal pneumococcal biofilm consortia. MBio 9(3):e00561-e00518

[52] Laurenceau R, Péhau-Arnaudet G, Baconnais S, Gault J, Malosse C, Dujeancourt A, Campo N, Chamot-Rooke J, Le Cam E, Claverys JP, Fronzes R (2013) A type IV pilus mediates DNA binding during natural transformation in *Streptococcus pneumoniae*. PLoS Pathog 9(6):e1003473

[53] Li LY, Shoemaker NB, Salyers AA (1995) Location and characteristics of the transfer region of a Bacteroides conjugative transposon and regulation of transfer genes. J Bacteriol 177(17):4992-4999

[54] Liu XQ, Liu YR (2016) Detection and genotype analysis of AmpC β-lactamase in *Klebsiella pneumoniae* from tertiary hospitals. Exp Ther Med 12(1):480-484

[55] Mahzounieh M, Khoshnood S, Ebrahimi A, Habibian S, Yaghoubian M (2014) Detection of antiseptic-resistance genes in Pseudomonas and Acinetobacter spp. isolated from burn patients. Jundishapur J Nat Pharm Prod 9(2):e15402

[56] Maiques E, Úbeda C, Campoy S, Salvador N, Lasa Í, Novick RP, Barbé J, Penadés JR (2006) β-Lactam

antibiotics induce the SOS response and horizontal transfer of virulence factors in *Staphylococcus aureus*. J Bacteriol 188(7):2726-2729

[57] Marri PR, Hao W, Golding GB (2007) The role of laterally transferred genes in adaptive evolution. BMC Evol Biol 7(1):S8

[58] Matamoros S, van Hattem JM, Arcilla MS, Willemse N, Melles DC, Penders J, Vinh TN (2017)

[59] Mazel D (2006) Integrons: agents of bacterial evolution. Nat Rev Microbiol 4:608-620

[60] Mazel D, Dychinco B, Webb VA, Davies J (1998) A distinctive class of integron in the Vibrio cholerae genome. Science 280(5363):605-608

[61] Méjean V, Claverys JP (1993) DNA processing during entry in transformation of *Streptococcus pneumoniae*. J Biol Chem 268(8):5594-5599

[62] Meka VG, Pillai SK, Sakoulas G, Wennersten C, Venkataraman L, DeGirolami PC, Eliopoulos GM, Moellering RC Jr, Gold HS (2004) Linezolid resistance in sequential *Staphylococcus aureus* isolates associated with a T2500A mutation in the 23S rRNA gene and loss of a single copy of rRNA. J Infect Dis 190(2):311-317

[63] Mo CY, Manning SA, Roggiani M, Culyba MJ, Samuels AN, Sniegowski PD, Goulian M, Kohli RM (2016) Systematically altering bacterial SOS activity under stress reveals therapeutic strategies for potentiating antibiotics. MSphere 1(4):e00163-e00116

[64] Morales G, Picazo JJ, Baos E, Candel FJ, Arribi A, Peláez B, Andrade R, de la Torre MÁ, Fereres J, Sánchez-García M (2010) Resistance to linezolid is mediated by the cfr gene in the first report of an outbreak of linezolid-resistant *Staphylococcus aureus*. Clin Infect Dis 50(6):821-825

[65] Mostowy R, Croucher NJ, Hanage WP, Harris SR, Bentley S, Fraser C (2014) Heterogeneity in the frequency and characteristics of homologous recombination in pneumococcal evolution. PLoS Genet 10(5):e1004300

[66] Munita JM, Arias CA (2016) Mechanisms of antibiotic resistance. Microbiology spectrum 4:2. https://doi.org/10.1128/microbiolspec.VMBF-0016-2015

[67] Myeni S, Child R, Ng TW, Kupko JJ III, Wehrly TD, Porcella SF, Knodler LA, Celli J (2013) Brucella modulates secretory trafficking via multiple type IV secretion effector proteins. PLoS Pathog 9(8):e1003556

[68] Naas T, Oueslati S, Bonnin RA, Dabos ML, Zavala A, Dortet L, Retailleau P, Iorga BI (2017) Beta-lactamase database (BLDB)-structure and function. J Enzyme Inhib Med Chem 32(1):917-919

[69] Nash HA (1996) Site-specific recombination: integration, excision, resolution, and inversion of defined DNA segments. Escherichia coli and Salmonella: cellular and molecular biology 2:2363-2376

[70] Nemergut DR, Martin AP, Schmidt SK (2004) Integron diversity in heavy-metal-contaminated mine tailings and inferences about integron evolution. Appl Environ Microbiol 70(2):1160-1168

[71] Nordmann P, Poirel L (2002) Emerging carbapenemases in gram-negative aerobes. Clin Microbiol Infect 8(6):321-331

[72] North SE, Ellington MJ, Johnson AP, Livermore DM, Woodford N (2005) Novel pyrosequencing assays to detect T2500A and other mutations conferring linezolid resistance in *Staphylococcus aureus* (abstract C2-272). In Program and Abstracts of the 45th Interscience Conference on Antimicrobial Agents and Chemotherapy, Washington Convention Center Washington, DC, USA, pp 16-19

[73] Novick RP (1987) Plasmid incompatibility. Microbiol Rev 51(4):381

[74] Paltansing S, Vlot JA, Kraakman ME, Mesman R, Bruijning ML, Bernards AT, Visser LG, Veldkamp KE (2013) Extended-spectrum β-lactamase-producing Enterobacteriaceae among travelers from the Netherlands. Emerg Infect Dis 19(8):1206

[75] Partridge SR (2011) Analysis of antibiotic resistance regions in gram-negative bacteria. FEMS Microbiol Rev 35(5):820-855

[76] Partridge SR, Tsafnat G, Coiera E, Iredell JR (2009) Gene cassettes and cassette arrays in mobile resistance integrons. FEMS Microbiol Rev 33(4):757-784

[77] Peterson SN, Sung CK, Cline R, Desai BV, Snesrud EC, Luo P, Walling J, Li H, Mintz M, Tsegaye G, Burr PC (2004) Identification of competence pheromone responsive genes in *Streptococcus pneumoniae* by use of DNA microarrays. Mol Microbiol 51(4):1051-1070

[78] Rozwandowicz M, Brouwer MSM, Fischer J, Wagenaar JA, Gonzalez-Zorn B, Guerra B, Mevius DJ, Hordijk J (2018) Plasmids carrying antimicrobial resistance genes in Enterobacteriaceae. J Antimicrob Chemother 73(5):1121-1137

[79] Rubio-Cosials A, Schulz EC, Lambertsen L, Smyshlyaev G, Rojas-Cordova C, Forslund K, Karaca E, Bebel

A, Bork P, Barabas O (2018) Transposase-DNA complex structures reveal mechanisms for conjugative transposition of antibiotic resistance. Cell 173(1):208-220

[80] Salyers AA, Shoemaker NB, Stevens AM, Li LY (1995) Conjugative transposons: an unusual and diverse set of integrated gene transfer elements. Microbiol Rev 59(4):579-590

[81] Schneiders T, Amyes SGB, Levy SB (2003) Role of AcrR and RamA in fluoroquinolone resistance in clinical *Klebsiella pneumoniae* isolates from Singapore. Antimicrob Agents Chemother 47(9):2831-2837

[82] Skippington E, Ragan MA (2011) Lateral genetic transfer and the construction of genetic exchange communities. FEMS Microbiol Rev 35(5):707-735

[83] Smillie C, Garcillán-Barcia MP, Francia MV, Rocha EP, de la Cruz F (2010) Mobility of plasmids. Microbiol Mol Biol Rev 74(3):434-452

[84] Spratt BG, Dowson CG, Zhang Q, Bowler LD, Brannigan JA, Hutchison A (1991) Mosaic genes, hybrid penicillin-binding proteins, and the origins of penicillin resistance inNeis-Seria meningitidisandStreptococcus pneumoniae. In: Campisi J, Cunningham D, Inouye M, Riley M (eds) Perspectives on cellular regulation: from Bacteria to Cancered. Wiley-Liss Inc, New York, pp 73-83

[85] Stock AM, Martinez-Hackert E, Rasmussen BF, West AH, Stock JB et al (1993) Structure of the Mg^{2+}-bound form of CheY and mechanism of phosphoryl transfer in bacterial chemotaxis. Biochemistry 32:13375-13380

[86] Straume D, Stamsås GA, Håvarstein LS (2015) Natural transformation and genome evolution in *Streptococcus pneumoniae*. Infect Genet Evol 33:371-380

[87] Tankovic J, Perichon B, Duval J, Courvalin P (1996) Contribution of mutations in gyrA and parC genes to fluoroquinolone resistance of mutants of *Streptococcus pneumoniae* obtained in vivo and in vitro. Antimicrob Agents Chemother 40(11):2505-2510

[88] Toleman MA, Bennett PM, Walsh TR (2006) ISCR elements: novel gene-capturing systems of the 21st century? Microbiol Mol Biol Rev 70(2):296-316

[89] Touchon M, Hoede C, Tenaillon O, Barbe V, Baeriswyl S, Bidet P, Bingen E, Bonacorsi S, Bouchier C, Bouvet O, Calteau A (2009) Organised genome dynamics in the *Escherichia coli* species results in highly diverse adaptive paths. PLoS Genet 5(1):e1000344

[90] Uemura S, Yokota SI, Mizuno H, Sakawaki E, Sawamoto K, Maekawa K, Tanno K, Mori K, Asai Y, Fujii N (2010) Acquisition of a transposon encoding extended-spectrum β-lactamase SHV-12 by *Pseudomonas aeruginosa* isolates during the clinical course of a burn patient. Antimicrob Agents Chemother 54(9):3956-3959

[91] van Hal SJ, Ip CL, Ansari MA, Wilson DJ, Espedido BA, Jensen SO, Bowden R (2016) Evolutionary dynamics of *Enterococcus faecium* reveals complex genomic relationships between isolates with independent emergence of vancomycin resistance. Microb Genom 2(1):19

[92] von Wintersdorff CJ, Wolffs PF, van Niekerk JM, Beuken E, van Alphen LB, Stobberingh EE, Oude Lashof AM, Hoebe CJ, Savelkoul PH, Penders J (2016) Detection of the plasmid-mediated colistin-resistance gene mcr-1 in faecal metagenomes of Dutch travellers. J Antimicrob Chemother 71(12):3416-3419

[93] Waksman G, Fronzes R (2010) Molecular architecture of bacterial type IV secretion systems. Trends Biochem Sci 35(12):691-698

[94] Wang H, Roberts AP, Lyras D, Rood JI, Wilks M, Mullany P (2000a) Characterization of the ends and target sites of the novel conjugative transposon Tn5397 from *Clostridium difficile*: excision and circularization is mediated by the large resolvase, TndX. J Bacteriol 182(13):3775-3783

[95] Wang H, Roberts AP, Mullany P (2000b) DNA sequence of the insertional hot spot of Tn 916 in the *Clostridium difficile* genome and discovery of a Tn 916-like element in an environmental isolate integrated in the same hot spot. FEMS Microbiol Lett 192(1):15-20

[96] Welch RA, Burland V, Plunkett GIII, Redford P, Roesch P, Rasko D, Buckles EL, Liou SR, Boutin A, Hackett J, Stroud D (2002) Extensive mosaic structure revealed by the complete genome sequence of uropathogenic *Escherichia coli*. Proc Natl Acad Sci 99(26):17020-17024

[97] Wolter N, Smith AM, Farrell DJ, Schaffner W, Moore M, Whitney CG, Jorgensen JH, Klugman KP (2005) Novel mechanism of resistance to oxazolidinones, macrolides, and chloramphenicol in ribosomal protein L4 of the pneumococcus. Antimicrob Agents Chemother 49(8):3554-3557

[98] Zurenko GE, Todd WM, Hafkin B, Meyers B, Kauffman C, Bock J, Slightom J, Shinabarger D, (1999) Development of linezolid-resistant *Enterococcus faecium* in two compassionate use program patients treated with linezolid. In 39th Interscience Conference on Antimicrobial Agents and Chemotherapy, San Francisco, vol 848

第8章 化学介导的抗生素改变
Chemical-Mediated Alteration of Antibiotics

摘 要

细菌已经进化出了对目前可用的抗生素的耐药性机制。它们通过突变和改变抗生素的靶点、基因转移或化学结构等方式获得耐药性。在酶的帮助下促进了抗生素的化学改变。这些酶可以改变不同种类抗生素的结构，而不影响细菌的其他代谢功能。因此，通过使用这种化学装置，细菌可以应对目前可用的抗生素，并以致命性疾病威胁世界。在这方面，本章将重点介绍细菌用来改变抗生素性质的不同酶。

微生物被认为是健康危害，因为他们能够引起人和动物的严重感染。为了控制这种传染性微生物，研究人员引入了抗生素来应对隐形生物造成的挑战。但是，这些微生物已经进化出对暴露在外的抗生素的耐药性（Džidić et al, 2008; Livermore, 2003; Davies, 1994; Tenover, 2001）。世界卫生组织（WHO）承认，耐药性的增加是对公众构成的一个新兴的全球威胁。因此，迫切需要有效的治疗和预防来控制感染。根据世卫组织的报告，耐药或耐抗生素的微生物已在世界各地传播，它们正在给人类和动物造成严重的疾病（Mortazavi et al, 2015）。耐药性的增加归因于微生物特性的改变及其与抗生素的相互作用（Džidić et al, 2008）。产生能被抗生素失活的酶是细菌应对抗生素的成功策略之一。在这个过程中，细菌向抗生素化合物中添加一定的化学部分，以改变与它们的相互作用（Miller et al, 2014）。因此，本章探讨了各种耐药性机制中参与药物化学改变的酶。

一、细菌耐药性机制

耐药性的出现是近年来研究人员严重关注的问题。因此，在过去几年中，人们探索了关于细菌耐药性的大量信息，以对抗耐药性细菌（Mobashery and Azucena, 1999; Walsh et al, 2000; Wright, 2005）（图 8–1）。

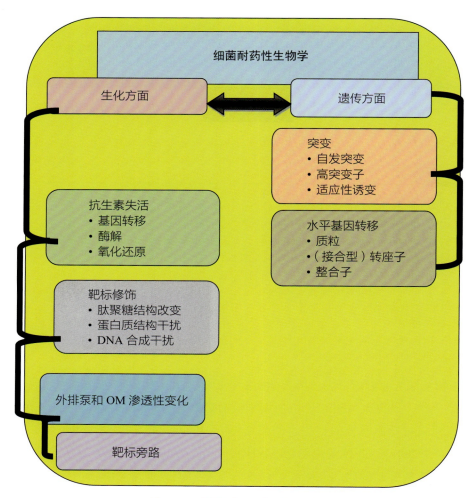

细菌耐药性生物学

生化方面 ⟷ 遗传方面

突变
• 自发突变
• 高突变子
• 适应性诱变

抗生素失活
• 基因转移
• 酶解
• 氧化还原

水平基因转移
• 质粒
• （接合型）转座子
• 整合子

靶标修饰
• 肽聚糖结构改变
• 蛋白质结构干扰
• DNA 合成干扰

外排泵和 OM 渗透性变化

靶标旁路

▲ 图 8–1　细菌耐药性机制的各个方面
改编自 Džidić et al, 2008

细菌通过采用多种机制获得对抗生素的耐药性（Džidić et al, 2008），具体如下。

(1) 抗生素灭活机制：该机制涉及抗生素分子的失活（Wright et al, 2005）。

(2) 靶标修饰机制：在这个过程中，细菌改变和修饰靶标，从而降低抗生素的敏感性（Lambert, 2005）。

(3) 改变外排泵和外膜（OM）通透性机制：该机制包括在不进行复合物修饰的情况下降低药物浓度（Kumar and Schweizer, 2005）。

(4) 靶标旁路机制：在这个过程中，一些细菌通过避免某些酶的失活而抑制抗生素的使用。这种类型的耐药性可在各种磺胺和甲氧苄啶耐药性细菌中观察到（Mobashery and Azucena, 1999; Happi et al, 2005）。

二、抗生素的分子修饰

产生使抗生素失活的酶是细菌限制抗生素作用的尝试策略之一。在这方面，细菌通过其合成的酶来改变抗生素的化学结构（Munita and Arias, 2016）。这种修改可以通过两个过程来进行：①抗生素的化学变化；②抗生素分子的破坏。

三、抗生素的化学改变

酶可以改变革兰阳性菌和革兰阴性菌中抗生素的化学性质。这些抗生素主要是针对通过核糖体合成的蛋白质。此外，细菌通过酶改变抗生素，进化出对这些抗生素的耐药性（Munita and Arias, 2016; Wilson and Hall, 2010）。细菌合成各种酶，这些酶具有不同的化学成分，如：①乙酰化酶（氯霉素、氨基糖苷类、链菌素）；②磷酸化酶（氯霉素、氨基糖苷类）；③腺苷酰化酶（林可酰胺类、氨基糖苷类）。

下面以氨基糖苷类修饰酶（AME）的改变为例进行具体介绍。

（一）氨基糖苷类抗生素

氨基糖苷类抗生素是用于治疗由细菌引起的严重感染的广谱抗生素，也被称为杀菌抗生素，因为它们通过破坏蛋白质的合成来杀死细菌（Frieda et al, 2015; Pawlowski et al, 2016; Magnet and Blanchard, 2005）。氨基糖苷类药物用于治疗严重的细菌感染；通常通过静脉注射（通过身体的静脉），有些也可以口服（Frieda et al, 2015; Pawlowski et al, 2016）。氨基糖苷类抗生素分别见表 8-1 至表 8-4。

（二）氨基糖苷类修饰酶

氨基糖苷类修饰酶通过 O- 腺苷转移酶（ANT）、O- 磷酸转移酶（APH）和 N- 乙酰转移酶（AAC）驱动抗生素化合物的改变（Catherine Barnhart et al, 2002; Davies and Wright, 1997; Ramirez and Tolmasky, 2010）。有各种发现，其中已经报道，氨基糖苷类修饰酶是导致细菌对氨基糖苷产生耐药性的原因。基本上，有 3 种氨基糖苷类修饰酶（Catherine Barnhart et al, 2002; Davies and Wright, 1997; Ramirez and Tolmasky, 2010）。

(1) N- 乙酰转移酶（AAC）：催化乙酰辅酶 A 依赖的氨基乙酰化。

(2) O- 腺苷转移酶（ANT）：催化 ATP 依赖的羟基腺苷化。

(3) O- 磷酸转移酶（APH）：催化 ATP 依赖的羟基 O- 腺苷转移酶（ANT）磷酸化。

表 8–1 氨基糖苷类抗生素及其来源与发现		
名　　称	属	发现年份
链霉素	灰色链霉菌	1944
新霉素	弗氏链霉菌	1949
卡那霉素	卡那霉素链霉菌	1957
巴龙霉素	弗氏链霉菌	1959
庆大霉素	紫红小单孢菌	1963
妥布霉素	黑暗链霉菌	1968
丁胺卡那霉素	卡那链霉菌	1972
乙基西梭霉素	伊纽小单孢菌	1975
壮观霉素	壮观链霉菌	1962
西索米星	伊纽小单孢菌	1970
地贝卡星	卡那链霉菌	1971
异帕米星	紫红小单孢菌	1978

引自 João et al, 2006

（三）耐药性机制

氨基糖苷修饰酶催化脱羟基（—OH）或氨基（—NH_2）的共价修饰，导致药物化学结构的改变。据观察，氨基糖苷类药物在能量依赖期（EDP）–II 未能侵入细菌（Mingeot-Leclercq et al, 1999）。N– 乙酰转移酶（AAC）利用乙酰辅酶 A 作为供体，改变氨基功能，而磷酸转移酶（APH）和 O– 腺苷酸转移酶（ANT）则利用 ATP 作为供体，改变抗生素的羟基功能。氨基糖苷类药物（卡那霉素和庆大霉素）的修饰酶如图 8–2 所示。位点 49 和 20 被 ANT 改变；位点 3、29 和 69 被 AAC 改变；位点 39 和 20 被 APH 改变（Mingeot-Leclercq et al, 1999）。

四、抗生素分子的破坏

（一）β– 内酰胺类

β– 内酰胺类抗生素破坏革兰阳性菌的肽聚糖。β– 内酰胺类抗生素具有环体系；根据

AAC	遗传定位	宿　主	参考文献
		表 8-2　已报道的各种氨基糖苷 N- 乙酰转移酶 (AAC)	
AAC (3)- Ⅰa C	质粒、转座子、整合子	黏质沙雷菌、大肠杆菌、鲍氏不动杆菌、肺炎克雷伯菌、产酸克雷伯菌、铜绿假单胞菌、鼠伤寒沙门菌、奇异变形杆菌	Javier et al, 1991; Wohlleben et al, 1989
AAC (3)- Ⅰb	整合子	铜绿假单胞菌	Schwocho et al, 1995
AAC (3)- Ⅰc	整合子	铜绿假单胞菌	Riccio et al, 2003
AAC (3)- Ⅰd	基因组岛、整合子	肠道沙门菌、奇异变形杆菌、河流弧菌	Doublet et al, 2004
AAC (3)- Ⅰe	整合子	肠道沙门菌、奇异变形杆菌、铜绿假单胞菌	Gionechetti et al, 2008; Levings et al, 2005
AAC (3)- Ⅱa	质粒	肺炎克雷伯菌、阴沟肠杆菌、胸膜肺炎放线杆菌、鼠伤寒沙门菌、弗氏枸橼酸杆菌	Allmansberger et al, 1985
AAC (3)- Ⅱb		大肠杆菌、粪产碱杆菌、黏质沙雷菌	Rather et al, 1992; Dahmen et al, 2010
AAC (3)- Ⅱc	质粒	大肠杆菌、铜绿假单胞菌	Dubois et al, 2008
AAC (3)- Ⅲa	染色体	铜绿假单胞菌	
AAC (3)- Ⅲb		铜绿假单胞菌	Vliegenthart et al, 1991
AAC (3)- Ⅲc		铜绿假单胞菌	
AAC (3)- Ⅳa	质粒	大肠杆菌、空肠弯曲菌，施氏假单胞菌	Brau et al, 1984; Heuer et al, 2002
AAC (3)- Ⅵa	质粒	阴沟肠杆菌、倡导沙门菌、大肠杆菌	Rather et al, 1993; Call et al, 2010
AAC (3)- Ⅶa	染色体	龟裂链霉菌	Lopez-Cabrera et al, 1989
AAC (3)- Ⅷa	染色体	弗氏链霉菌	Salauze et al, 1991
AAC (3)- Ⅸa	染色体	青铜小单孢菌	Salauze et al, 1991
AAC (3)- Ⅹ	染色体	灰色链霉菌	Ishikawa et al, 2000

（续表）

AAC	遗传定位	宿　主	参考文献
AAC (2')- Ⅰa	染色体	斯氏普罗威登斯菌	Rather et al, 1993
AAC (2')- Ⅰb	染色体	偶然分枝杆菌、鲍曼不动杆菌	Adams et al, 2008; Ainsa et al, 1997
AAC (2')- ⅠcC	染色体	结核分枝杆菌、牛分枝杆菌	
AAC (2')- Ⅰd	染色体	耻垢分枝杆菌	Ainsa et al, 1997
AAC (2')- Ⅰe	染色体	麻风分枝杆菌	
AAC (6')- Ⅰa	质粒、转座子、整合子	异型枸橼酸杆菌、大肠杆菌、肺炎克雷伯菌、宋内志贺菌	Tenover et al, 1988; Parent and Roy, 1992
AAC (6')- Ⅰb'	整合子	荧光假单胞菌、铜绿假单胞菌	Lambert et al, 1994b; Mendes et al, 2004; Casin et al, 2003
AAC (6')- Ⅰc	染色体	黏质沙雷菌	Shaw et al, 1992
AAC (6')- Ⅰe	转座子	金黄色葡萄球菌、溶酪大球菌、粪肠球菌、屎肠球菌	Rouch et al, 1987
AAC (6')- Ⅰf	质粒	阴沟肠杆菌	Teran et al, 1991
AAC (6')- Ⅰg	染色体	溶血不动杆菌	Lambert et al, 1993
AAC (6')- Ⅰh	质粒	鲍曼不动杆菌	Lambert et al, 1994a
AAC (6')- ⅡC	染色体	肠球菌属	Costa et al, 1993; Draker et al, 2003; Wybenga-Groot et al, 1999
AAC (6')- Ⅰj	染色体	不动杆菌基因组 13	Lambert et al, 1994a
AAC (6')- Ⅰad	质粒	不动杆菌基因组 3	Doi et al, 2004
AAC (6')- Ⅰae	整合子	铜绿假单胞菌、肠道沙门菌	Sekiguchi et al, 2005
AAC (6')- Ⅰaf	质粒、整合子	铜绿假单胞菌	Kitao et al, 2009
AAC (6')- Ⅰai	质粒、整合子	铜绿假单胞菌	
AAC (6')- Ⅱa	质粒、整合子	铜绿假单胞菌、肠道沙门菌	Shaw et al, 1989
AAC (6')- Ⅱb	整合子	荧光假单胞菌	
AAC (6')- Ⅱc	质粒、整合子	阴沟肠杆菌	Chen et al, 2009

引自 Ramirez and Tolmasky, 2010

ANT	遗传定位	宿　主	参考文献
表 8-3　已报道的各种氨基糖苷 O- 核苷酸转移酶 (ANT)			
ANT (2″)- I a	质粒、转座子、整合子	铜绿假单胞菌、肺炎克雷伯菌、摩氏摩根菌、大肠杆菌、鼠伤寒沙门菌、弗氏枸橼酸杆菌、鲍曼不动杆菌	Cameron et al, 1986
ANT (6)- I a	质粒、染色体	表皮葡萄球菌、屎肠球菌、猪链球菌、金黄色葡萄球菌	Gill et al, 2005; Holden et al, 2009
	质粒	粪肠球菌	
	染色体	缓症链球菌	
	染色体	枯草芽孢杆菌、芽孢杆菌属	Noguchi et al, 1993; Ohmiya et al, 1989
	质粒	空肠弯曲菌	
	质粒	粪肠球菌、口腔链球菌	Cerda et al, 2007; Schwarz et al, 2001
ANT (6)- I b	可转移的致病岛	胎儿弯曲菌胎儿亚种、枯草芽孢杆菌	Abril et al, 2010
ANT (9)- I a	质粒、转座子	金黄色葡萄球菌、肠杆菌属、松鼠葡萄球菌	Murphy, 1985
ANT (9)- I b	质粒	粪肠球菌	LeBlanc et al, 1991
ANT (4′)- II a	质粒	铜绿假单胞菌、肠杆菌科	Jacoby et al, 1990
ANT (4′)- II b	转座子	铜绿假单胞菌	Sabtcheva et al, 2003
	质粒、转座子、整合子	肠杆菌科、鲍曼不动杆菌、铜绿假单胞菌、霍乱弧菌	Hollingshead and Vapnek, 1985; Tolmasky, 1990
	质粒、整合子	肺炎克雷伯菌、沙门菌属、谷氨酸棒状杆菌、弗劳地枸橼酸杆菌、产气单胞菌属	Chen et al, 2007
ANT (3″)- I a	质粒、转座子、整合子	大肠杆菌	Parent and Roy, 1992
	质粒、染色体	副百日咳杆菌、大肠杆菌	Parkhill et al, 2003; Perichon et al, 2008
	质粒、转座子、整合子	大肠杆菌、肺炎克雷伯菌、佐治亚克吕沃尔菌、铜绿假单胞菌、阴沟肠杆菌	Sandvang, 1999

（续表）

ANT	遗传定位	宿　主	参考文献
	整合子	铜绿假单胞菌	Fiett et al, 2006
	整合子	河流弧菌、铜绿假单胞菌、大肠杆菌、霍乱弧菌、肠道沙门菌	Ahmed et al, 2004
	质粒、整合子	霍乱弧菌、肺炎克雷伯菌、内生芽孢杆菌	Tennstedt et al, 2003
	质粒	谷氨酸棒状杆菌	Tauch et al, 2002
	质粒、整合子	铜绿假单胞菌、大肠杆菌	Fiett et al, 2006; Partridge et al, 2002
	整合子	大肠杆菌、铜绿假单胞菌	Llanes et al, 2006
	整合子	大肠杆菌、小肠结肠炎耶尔森菌、肠道沙门菌	Ajiboye et al, 2009
ANT (3″)- I a	质粒、整合子	雷氏假单胞菌、铜绿假单胞菌、小肠结肠炎耶尔森菌、大肠杆菌	Revilla et al, 2008
	质粒	多杀性巴氏杆菌	Kehrenberg et al, 2005
	整合子	铜绿假单胞菌	Yan et al, 2006
	质粒、整合子	大肠杆菌、霍乱弧菌、肺炎克雷伯菌	Wei et al, 2009
	整合子	中间产气单胞菌	
	整合子	沙门菌属	Faldynova et al, 2003
	质粒、整合子	肠道沙门菌、大肠杆菌	Herrero et al, 2008
	整合子	肠道沙门菌	Michael et al, 2005
	整合子	沙门菌属	Egorova et al, 2007

引自 Ramirez and Tolmasky, 2010

APH	遗传定位	宿　主	参考文献
表 8-4　报道的各种氨基糖苷类 O- 磷酸转移酶 (APH)			
APH (4)- Ⅰ a	质粒	大肠杆菌	Kaster et al, 1983
APH (4)- Ⅰ b	染色体	吸水链霉菌	Zalacain et al, 1986
APH (6)- Ⅰ a	染色体	灰色链霉菌	Distler et al, 1987
APH (6)- Ⅰ b	染色体	淡青链霉菌	Vogtli and Hutter, 1987
APH (6)- Ⅰ c	转座子	肠道沙门菌、铜绿假单胞菌、大肠杆菌	Mazodier et al, 1985; Steiniger-White et al, 2004
APH (6)- Ⅰ d	质粒、结合共轭元素、染色体、基因组岛	克雷伯菌、沙门菌属、大肠杆菌、弗氏志贺菌、产碱普罗威登斯菌、假单胞菌属、霍乱弧菌、迟钝爱德华菌，多杀性巴氏杆菌、兽气单胞菌	Daly et al, 2005; Gordon et al, 2008; Meyer, 2009; Scholz et al, 1989
APH (9)- Ⅰ a C	染色体	嗜肺军团菌	Suter et al, 1997
APH (9)- Ⅰ b	染色体	黄桃链霉菌	Lyutzkanova et al, 1997
APH (3′)- Ⅰ a	转座子	大肠杆菌、肠道沙门菌	Oka et al, 1981
APH (3′)- Ⅰ b	质粒	大肠杆菌	Pansegrau et al, 1987
APH (3′)- Ⅰ c	质粒、转座子、基因组岛	克雷伯菌、鲍曼不动杆菌、黏质沙雷菌，棒状杆菌属、发光菌属、枸橼酸杆菌属	Lee et al, 1990; Tauch et al, 2000
APH (3′)- Ⅱ a C	转座子	大肠杆菌	Beck et al, 1982
APH (3′)- Ⅱ b	染色体	铜绿假单胞菌	Stover et al, 2000
APH (3′)- Ⅱ c	染色体	嗜麦芽窄食单孢菌	Okazaki and Avison, 2007
APH (3′)-Ⅲ a C	质粒	金黄色葡萄球菌、肠球菌属	Trieu-Cuot and Courvalin, 1983
APH (3′)-Ⅳa	染色体	环状芽孢杆菌	Herbert et al, 1983
APH (3′)- Ⅴ a	染色体	弗氏链霉菌	Thompson and Gray, 1983
APH (3′)- Ⅴ b	染色体	核糖苷链霉菌	Hoshiko et al, 1988
APH (3′)- Ⅴ c	染色体	青铜小单孢菌	Salauze et al, 1991
APH (3′)-Ⅵa	质粒	鲍曼不动杆菌	Martin et al, 1988
APH (3′)-Ⅵb	质粒	克雷伯菌、黏质沙雷菌	Gaynes et al, 1988

（续表）

APH	遗传定位	宿　主	参考文献
APH (3′)-Ⅶa	质粒	空肠弯曲菌	Tenover et al, 1989
APH (2″)-Ⅰa	质粒	金黄色葡萄球菌、艰难梭菌、缓症链球菌、屎肠球菌	Ferretti et al, 1986
APH (2″)-Ⅱa C	染色体	屎肠球菌、大肠杆菌	Kao et al, 2000
APH (2″)-Ⅲa C	质粒	鹑鸡肠球菌	Chow et al, 2001
APH (2″)-Ⅳa C	染色体	铅黄肠球菌	Tsai et al, 1998
APH (2″)-Ⅰe	质粒、转座子	屎肠球菌、铅黄肠球菌	Chen et al, 2006
APH (3″)-Ⅰa	染色体	灰色链霉菌	Trower and Clark, 1990
APH (3″)-Ⅰb	质粒、转座子、结合共轭元素、染色体	肠杆菌科、假单胞菌属	Scholz et al, 1989
APH (3″)-Ⅰc	染色体	偶然分枝杆菌	Ramon-Garcia et al, 2006

引自 Ramirez and Tolmasky, 2010

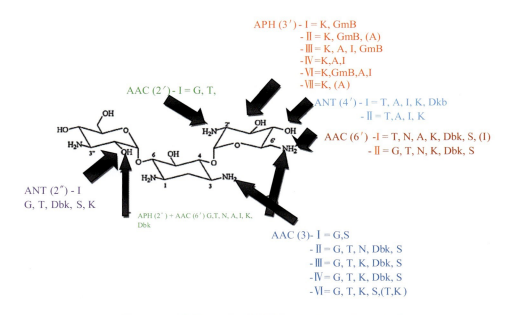

▲ 图 8-2　作用于抗生素卡那霉素 B 的氨基糖苷类修饰酶

每一组酶作用并灭活一个特异位点，但这些位点中的每一个可被具有底物特异性的不同同工酶（用罗马数字表示）作用［表型分类；每种表型由不同的基因产物组成在（罗马数字后用小写字母表示）］。至少有一种酶具有双功能，并影响 20（即 O- 磷酸化）和 69（即 N- 乙酰化）两个位点（Mingeot-Leclercq et al, 1999; Shaw et al, 1993）

环体系，一般可分为戊烯、碳青霉烯、头孢和单巴胺环结构。1928 年，亚历山大·弗莱明（Alexander Fleming）宣布了青霉素对金黄色葡萄球菌的抗菌作用（Fernandes et al, 2013）。1940 年，利用小鼠模型进行了针对青霉素感染的首次临床试验，最终发现了第一个 β- 内酰胺类抗生素（Fernandes et al, 2013）。β- 内酰胺抗生素通过多种机制影响微生物。这些机制有（Fernandes et al, 2013; Walsh, 2000, 2003）：①抑制细胞壁的合成；②细胞质膜损伤；③抑制核酸合成；④抑制蛋白质合成；⑤代谢拮抗作用（图 8-3）。

（二）β- 内酰胺酶的作用模式

β- 内酰胺酶通过与 β- 内酰胺环的紧密结合来灭活 β- 内酰胺类抗生素，如青霉素（Kernodle, 2006）。这与 β- 内酰胺结合到 PBP 活性位点时发生的酰化过程相同。PBP 是失活的，因为反应明显不可逆，而 β- 内酰胺酶有一个随后的脱酰步骤，共价键被水分子水解（图 8-4）。结果，抗生素因其 β- 内酰胺环的裂解而失活，活性的 β- 内酰胺酶再生（Kernodle, 2006; Frere, 1995; Massova and Mobashery, 1998）。

青霉素和其他 β- 内酰胺类药物与 PBP 和 β- 内酰胺酶结合的化学反应式如下：

$$E+S \underset{K}{\overset{}{\rightleftarrows}} E \cdot S \overset{k+2}{\rightarrow} E\text{-}S^* \overset{k+3}{\underset{+H_2O}{\longrightarrow}} E+P$$

其中，$E=$ 酶；$S=$β- 内酰胺底物；$E\text{-}S=$ 米氏复合物；$E\text{-}S^*=$ 酰基酶；$P=$ 产物；$K=$ 离解常数，$k+2$ 和 $k+3$ 是酰基化和水解作用（即脱酰基化）的一级速率常数。对于 PBP，$k+3$ 小，是酰基酶的作用结果，是惰性的或缓慢的水解。因此，用放射性青霉素标记菌膜，经十二烷基硫酸钠聚丙烯酰胺凝胶电泳后，可以检测到酰基酶。当 β- 内酰胺酶 $k+3$ 较大时，抗生素的水解速度更快（Kernodle, 2006）。

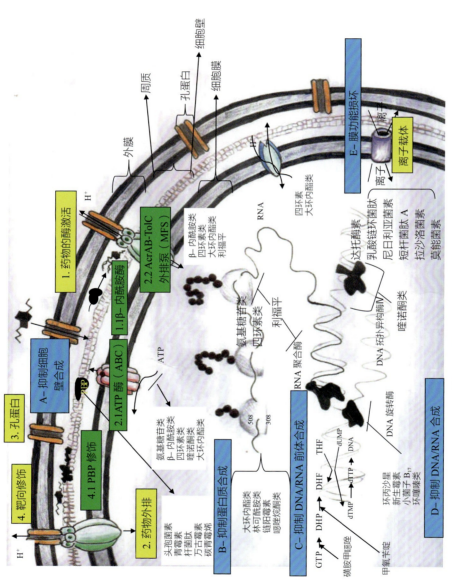

▲ 图 8-3　革兰阴性菌抗菌作用与耐药机制

该图为革兰阴性菌细胞。蓝色方框表示药物作用的各种机制，而黄色和绿色框表示耐药性机制。每个方框下面都有各种药物及其作用机制举例。抗菌作用的主要机制可以分为五大类：①作用于细胞壁的合成；②作用于蛋白质的翻译；③作用于复制和转录等遗传过程；④作用于代谢前体的生物合成；⑤造成膜功能和渗透性的损坏。一些耐药性机制有：①在 β－内酰胺酶存在下药物的酶失活（1.1）；②在一个增强型外排泵系统，以防通过涉及 ATP 酶的主动转运系统（2.1）或相对通过质子动力驱动（2.2，2.3）；③通过孔蛋白突变阻碍药物的进入；④药物靶点的修饰，如青霉素结合蛋白（PBP）的突变（引自 Fernandes et al, 2013）

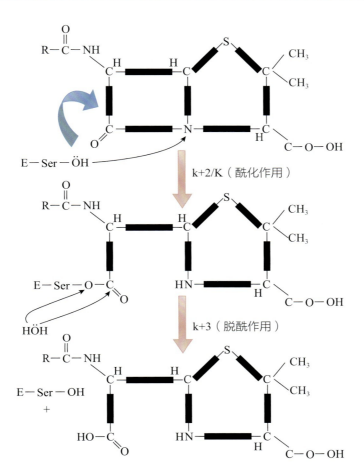

▲ 图 8-4 青霉素 β- 内酰胺环与 β- 内酰胺酶的相互作用（**Kernodle，2006**）

参考文献

[1] Abril C, Brodard I, Perreten V (2010) Two novel antibiotic resistance genes, *tet(44)* and *ant(6)- Ib*, are located within a transferable pathogenicity island in *Campylobacter fetus* subsp. *fetus*. Antimicrob Agents Chemother 54:3052-3055

[2] Adams MD, Goglin K, Molyneaux N, Hujer KM, Lavender H, Jamison JJ, MacDonald IJ, Martin KM, Russo T, Campagnari AA, Hujer AM, Bonomo RA, Gill SR (2008) Comparative genome sequence analysis of multidrug-resistant *Acinetobacter baumannii*. J Bacteriol 190:8053-8064

[3] Ahmed AM, Nakagawa T, Arakawa E, Ramamurthy T, Shinoda S, Shimamoto T (2004) New aminoglycoside acetyltransferase gene, *aac(3)-Id*, in a class 1 integron from a multiresistant strain of *Vibrio fluvialis* isolated from an infant aged 6 months. J Antimicrob Chemother 53:947-951.

[4] Ainsa JA, Perez E, Pelicic V, Berthet FX, Gicquel B, Martin C (1997) Aminoglycoside 2′-Nacetyltransferase genes are universally present in mycobacteria: characterization of the *aac(2′)-Ic* gene from *Mycobacterium tuberculosis* and the *aac(2′)-Id* gene from *Mycobacterium smegmatis*. Mol Microbiol 24:431-441

[5] Ajiboye RM, Solberg OD, Lee BM, Raphael E, Debroy C, Riley LW (2009) Global spread of mobileantimicrobial drug resistance determinants in human and animal *Escherichia coli* and Salmonellastrains

causing community-acquired infections. Clin Infect Dis 49:365-371

[6] Allmansberger R, Brau B, Piepersberg W (1985) Genes for gentamicin-(3)-N-acetyl-transferases III and IV. II. Nucleotide sequences of three AAC(3)-III genes and evolutionary aspects. Mol Gen Genet 198:514-520

[7] Beck E, Ludwig G, Auerswald EA, Reiss B, Schaller H (1982) Nucleotide sequence and exact localization of the neomycin phosphotransferase gene from transposon Tn5. Gene 19:327-336

[8] Berthold P, Schmitt R, Mages W (2002) An engineered *Streptomyces hygroscopicus aph 7″* gene mediates dominant resistance against hygromycin B in *Chlamydomonas reinhardtii*. Protist 153:401-412.

[9] Brau B, Pilz U, Piepersberg W (1984) Genes for gentamicin-(3)-N-acetyltransferases III and IV: I.Nucleotide sequence of the AAC(3)-IV gene and possible involvement of an IS140 element in itsexpression. Mol Gen Genet 193:179-187

[10] Call DR, Singer RS, Meng D, Broschat SL, Orfe LH, Anderson JM, Herndon DR, Kappmeyer LS, Daniels JB, Besser TE (2010) *bla*CMY-2-positive IncA/C plasmids from *Escherichia coli* and *Salmonella enterica* are a distinct component of a larger lineage of plasmids. Antimicrob Agents Chemother 54:590-596

[11] Cameron FH, Groot Obbink DJ, Ackerman VP, Hall RM (1986) Nucleotide sequence of the AAD(2″) aminoglycoside adenylyltransferase determinant *aadB*. Evolutionary relationship of this region with those surrounding aadA in R538-1 and *dhfrII* in R388. Nucleic Acids Res 14:8625-8615.

[12] Casin I, Hanau-Bercot B, Podglajen I, Vahaboglu H, Collatz E (2003) *Salmonella enterica* serovarTyphimurium bla(PER-1)-carrying plasmid pSTI1 encodes an extendedspectrum aminoglycoside6′-N-acetyltransferase of type Ib. Antimicrob Agents Chemother 47:697-703

[13] Catherine Barnhart, PharmD, Ronald Campbell, PharmD, Lori Ann LaRosa, PharmD, Ann Marie Marr, PharmD, Amy Morgan, PharmD, Derek VanBerkom, PharmD (2002) Mechanisms of aminoglycoside resistance. http://www.uphs.upenn.edu/bugdrug/antibiotic_manual/aminogly cosideresistance.htm

[14] Cerda P, Goni P, Millan L, Rubio C, Gomez-Lus R (2007) Detection of the aminoglycosidestrep tothricin resistance gene cluster *ant(6)-sat4-aph(3 ')-III* in commensal viridans group streptococci. Int Microbiol 10:57-60.

[15] Chen YG, Qu TT, Yu YS, Zhou JY, Li LJ (2006) Insertion sequence ISEcp1-like element connected with anovel aph(2″) allele [aph(2″)-Ie] conferring high-level gentamicin resistance and a novelstreptomycin adenylyltransferase gene in *Enterococcus*. J Med Microbiol 55:1521-1525

[16] Chen YT, Lauderdale TL, Liao TL, Shiau YR, Shu HY, Wu KM, Yan JJ, Su IJ, Tsai SF (2007) Sequencingand comparative genomic analysis of pK29, a 269-kilobase conjugative plasmid encoding CMY-8and CTX-M-3 β-lactamases in *Klebsiella pneumoniae*. Antimicrob Agents Chemother 51:3004-3007

[17] Chen YT, Liao TL, Liu YM, Lauderdale TL, Yan JJ, Tsai SF (2009) Mobilization of qnrB2 and ISCR1 inplasmids. Antimicrob Agents Chemother 53:1235-1237.

[18] Chen L, Mediavilla JR, Smyth DS, Chavda KD, Ionescu R, Roberts RB, Robinson DA, Kreiswirth BN (2010) Identification of a novel transposon (Tn6072) and a truncated SCCmec element in methicillin-resistant *Staphylococcus aureus* ST239. Antimicrob Agents Chemother

[19] Chow JW, Kak V, You I, Kao SJ, Petrin J, Clewell DB, Lerner SA, Miller GH, Shaw KJ (2001) Aminoglycoside resistance genes aph(2″)-Ib and aac(6′)-Im detected together in strains of both *Escherichia coli* and *Enterococcus faecium*. Antimicrob Agents Chemother 45:2691-2694

[20] Costa Y, Galimand M, Leclercq R, Duval J, Courvalin P (1993) Characterization of the chromosomalaac(6′)-Ii gene specific for *Enterococcus faecium*. Antimicrob Agents Chemother 37:1896-1903

[21] Crossman LC, Gould VC, Dow JM, Vernikos GS, Okazaki A, Sebaihia M, Saunders D, Arrowsmith C, Carver T, Peters N, Adlem E, Kerhornou A, Lord A, Murphy L, Seeger K, Squares R, Rutter S, Quail MA, Rajandream MA, Harris D, Churcher C, Bentley SD, Parkhill J, Thomson NR, Avison MB (2008) The complete genome, comparative and functional analysis of *Stenotrophomonas maltophilia* reveals an organism heavily shielded by drug resistance determinants. Genome Biol 9:R74

[22] Dahmen S, Bettaieb D, Mansour W, Boujaafar N, Bouallegue O, Arlet G (2010) Characterization and molecular epidemiology of extended-spectrum β-lactamases in clinical isolates of *Enterobacteriaceae* in a Tunisian university hospital. Microb Drug Resist 16:163-170

[23] Daly M, Villa L, Pezzella C, Fanning S, Carattoli A (2005) Comparison of multidrug resistance gene regions

between two geographically unrelated *Salmonella* serotypes. J Antimicrob Chemother 55:558-561

[24] Davies J (1994) Inactivation of antibiotics and the dissemination of resistance genes. Science 264:375-382

[25] Davies J, Wright G (1997) Bacterial resistance to aminoglycoside antibiotics. Trends Microbiol 5:234-239

[26] Distler J, Ebert A, Mansouri K, Pissowotzki K, Stockmann M, Piepersberg W (1987) Gene clus ter forstreptomycin biosynthesis in *Streptomyces griseus*: nucleotide sequence of three genes andanalysis of transcriptional activity. Nucleic Acids Res 15:8041-8056

[27] Doi Y, Wachino J, Yamane K, Shibata N, Yagi T, Shibayama K, Kato H, Arakawa Y (2004) Spread of novelaminoglycoside resistance gene aac(6′)-Iad among Acinetobacter clinical isolates in Japan. Antimicrob Agents Chemother 48:2075-2080

[28] Doublet B, Weill FX, Fabre L, Chaslus-Dancla E, Cloeckaert A (2004) Variant *Salmonella* genomic island 1 antibiotic resistance gene cluster containing a novel 3′-*N*-aminoglycoside acetyltransferase gene cassette, *aac(3)-Id*, in *Salmonella enterica* serovar *newport*. Antimicrob Agents Chemother 48:3806-3812

[29] Draker KA, Northrop DB, Wright GD (2003) Kinetic mechanism of the GCN5-related chromo somalaminoglycoside acetyltransferase AAC(6′)-Ii from *Enterococcus faecium*: evidence of dimersubunit cooperativity. Biochemistry 42:6565-6574

[30] Dubois V, Arpin C, Dupart V, Scavelli A, Coulange L, Andre C, Fischer I, Grobost F, Brochet JP, Lagrange I, Dutilh B, Jullin J, Noury P, Larribet G, Quentin C (2008) β-lactam and aminoglycoside resistance rates and mechanisms among *Pseudomonas aeruginosa* in French general practice (community and private healthcare centres). J Antimicrob Chemother 62:316-323

[31] Džidić S, Šušković J, Kos B (2008) Antibiotic resistance mechanisms in bacteria: biochemical and genetic aspects. Food Technol Biotechnol 46(1):11-21

[32] Egorova S, Kaftyreva L, Grimont PA, Weill FX (2007) Prevalence and characterization of extended-spectrum cephalosporin-resistant nontyphoidal *Salmonella* isolates in adults in Saint Petersburg, Russia (2002-2005). Microb Drug Resist 13:102-107

[33] Faldynova M, Pravcova M, Sisak F, Havlickova H, Kolackova I, Cizek A, Karpiskova R, Rychlik I (2003) Evolution of antibiotic resistance in *Salmonella enterica* serovar *typhimurium* strains isolated in the Czech Republic between 1984 and 2002. Antimicrob Agents Chemother 47:2002-2005.

[34] Fernandes R, Amador P, Prudêncio C (2013) β-Lactams: chemical structure, mode of action and mechanisms of resistance. Rev Med Microbiol 24(1):7-17

[35] Fernando J Oliveira P, Cipullo JP, Burdmann EA (2006) Aminoglycoside nephrotoxicity. Rev Bras Cir Cardiovasc. vol 21 no.4 São José do Rio Preto Oct./Dec. 2006

[36] Ferretti JJ, Gilmore KS, Courvalin P (1986) Nucleotide sequence analysis of the gene specifying the bifunctional 6′-aminoglycoside acetyltransferase 2″-aminoglycoside phosphotransferase enzyme in *Streptococcus faecalis* and identification and cloning of gene regions specifying the two activities. J Bacteriol 167:631-638.

[37] Fiett J, Baraniak A, Mrowka A, Fleischer M, Drulis-Kawa Z, Naumiuk L, Samet A, Hryniewicz W, Gniadkowski M (2006) Molecular epidemiology of acquired-metallo-β-lactamase-producing bacteria in Poland. Antimicrob Agents Chemother 50:880-886.

[38] Frere JM (1995) β-Lactamases and bacterial resistance to antibiotics. Mol Microbiol 16:385-395

[39] Gaynes R, Groisman E, Nelson E, Casadaban M, Lerner SA (1988) Isolation, characterization, and cloning of a plasmid-borne gene encoding a phosphotransferase that confers high-level amikacin resistance in enteric bacilli. Antimicrob Agents Chemother 32:1379-1384

[40] Gill SR, Fouts DE, Archer GL, Mongodin EF, Deboy RT, Ravel J, Paulsen IT, Kolonay JF, Brinkac L, Beanan M, Dodson RJ, Daugherty SC, Madupu R, Angiuoli SV, Durkin AS, Haft DH, Vamathevan J, Khouri H, Utterback T, Lee C, Dimitrov G, Jiang L, Qin H, Weidman J, Tran K, Kang K, Hance IR, Nelson KE, Fraser CM (2005) Insights on evolution of virulence and resistance from the complete genome analysis of an early methicillin-resistant *Staphylococcus aureus* strain and a biofilm-producing methicillin-resistant *Staphylococcus epidermidis* strain. J Bacteriol 187:2426-2438

[41] Gionechetti F, Zucca P, Gombac F, Monti-Bragadin C, Lagatolla C, Tonin E, Edalucci E, Vitali LA, Dolzani L

(2008) Characterization of antimicrobial resistance and class 1 integrons in *Enterobacteriaceae* isolated from Mediterranean herring gulls (*Larus cachinnans*). Microb Drug Resist 14:93-99

[42] Gordon L, Cloeckaert A, Doublet B, Schwarz S, Bouju-Albert A, Ganiere JP, Le Bris H, Le Fleche-Mateos A, Giraud E (2008) Complete sequence of the *floR*-carrying multiresistance plasmid pAB5S9 from freshwater *Aeromonas bestiarum*. J Antimicrob Chemotheri 62:65-71

[43] Happi CT, Gbotosho GO, Folarin OA, Akinboye DO, Yusuf BO, Ebong OO, Sowunmi A, Kyle DE, Milhous W, Wirth DT, Oduola AMJ (2005) Polymorphisms in *Plasmodium falciparum dhfr* and *dhps* genes and age related in vivo sulfadoxine-pyrimethamine resistance in malaria-infected patients from Nigeria. Acta Trop 95:183-193

[44] Herbert CJ, Giles IG, Akhtar M (1983) The sequence of an antibiotic resistance gene from an antibiotic-producing bacterium. Homologies with transposon genes. FEBS Lett 160:67-71

[45] Herrero A, Rodicio MR, Echeita MA, Mendoza MC (2008) *Salmonella enterica* serotype Typhimuriumcarrying hybrid virulence-resistance plasmids (pUO-StVR): a new multidrug resistant groupendemic in Spain. Int J Med Microbiol 298:253-261

[46] Heuer H, Krogerrecklenfort E, Wellington EM, Egan S, Elsas JD, Overbeek L, Collard JM, Guillaume G, Karagouni AD, Nikolakopoulou TL, Smalla K (2002) Gentamicin resistance genes in environmental bacteria: prevalence and transfer. FEMS Microbiol Ecol 42:289-302

[47] Holden MT, Hauser H, Sanders M, Ngo TH, Cherevach I, Cronin A, Goodhead I, Mungall K, Quail MA, Price C, Rabbinowitsch E, Sharp S, Croucher NJ, Chieu TB, Mai NT, Diep TS, Chinh NT, Kehoe M, Leigh JA, Ward PN, Dowson CG, Whatmore AM, Chanter N, Iversen P, Gottschalk M, Slater JD, Smith HE, Spratt BG, Xu J, Ye C, Bentley S, Barrell BG, Schultsz C, Maskell DJ, Parkhill J (2009) Rapid evolution of virulence and drug resistance in the emerging zoonotic pathogen *Streptococcus* suis. PLoS One 4:e6072

[48] Hollingshead S, Vapnek D (1985) Nucleotide sequence analysis of a gene encoding a streptomycin/spectinomycin adenylyltransferase. Plasmid 13:17-30.

[49] Hoshiko S, Nojiri C, Matsunaga K, Katsumata K, Satoh E, Nagaoka K (1988) Nucleotide sequence of the ribostamycin phosphotransferase gene and of its control region in *Streptomyces ribosidificus*. Gene 68:285-296

[50] Ishikawa J, Sunada A, Oyama R, Hotta K (2000) Identification and characterization of the point mutation which affects the transcription level of the chromosomal 3-*N*-acetyltransferase gene of *Streptomyces griseus* SS-1198. Antimicrob Agents Chemother 44:437-440

[51] Jacoby GA, Blaser MJ, Santanam P, Hachler H, Kayser FH, Hare RS, Miller GH (1990) Appearance of amikacin and tobramycin resistance due to 4'-aminoglycoside nucleotidyl-transferase [ANT(4')-II] in gram-negative pathogens. Antimicrob Agents Chemother 34:2381- 2386.

[52] Javier TF, Alvarez M, Suarez JE, Mendoza MC (1991) Characterization of two aminoglycoside-(3)-*N*-acetyltransferase genes and assay as epidemiological probes. J Antimicrob Chemother 28:333-346

[53] Kao SJ, You I, Clewell DB, Donabedian SM, Zervos MJ, Petrin J, Shaw KJ, Chow JW (2000) Detection ofthe high-level aminoglycoside resistance gene aph(2″)-Ib in *Enterococcus faecium*. Antimicrob Agents Chemother 44:2876-2879

[54] Kaster KR, Burgett SG, Rao RN, Ingolia TD (1983) Analysis of a bacterial hygromycin B resistance gene bytranscriptional and translational fusions and by DNA sequencing. Nucleic Acids Res 11:6895-6911

[55] Kehrenberg C, Catry B, Haesebrouck F, de Kruif A, Schwarz S (2005) Novel spectinomycin/streptomycin resistance gene, *aadA14*, from *Pasteurella multocida*. Antimicrob Agents Chemother 49:3046-3049

[56] Kernodle DOS (2006) Mechanisms of resistance to β-lactam antibiotics. In: Fischetti VA et al (eds) Gram-positive pathogens, 2nd edn. ASM Press, Washington, DC

[57] Kitao T, Miyoshi-Akiyama T, Kirikae T (2009) AAC(6')-Iaf, a novel aminoglycoside 6'-N-acetyltransferase from multidrug-resistant *Pseudomonas aeruginosa* clinical isolates. Antimicrob Agents Chemother 53:2327-2334

[58] Kumar A, Schweizer HP (2005) Bacterial resistance to antibiotics: active efflux and reduced uptake. Adv Drug Deliv Rev 57:1486-1513

[59] Lambert PA (2005) Bacterial resistance to antibiotics: modified target sites. Adv Drug Deliv Rev 57:1471-1485

[60] Lambert T, Gerbaud G, Galimand M, Courvalin P (1993) Characterization of *Acinetobacter haemolyticus*

aac(6')-Ig gene encoding an aminoglycoside 6'-N-acetyltransferase which modifies amikacin. Antimicrob Agents Chemother 37:2093-2100.

[61] Lambert T, Gerbaud G, Courvalin P (1994a) Characterization of the chromosomal *aac(6')-Ij* gene of *Acinetobacter sp.* 13 and the *aac(6')-Ih* plasmid gene of *Acinetobacter baumannii*. Antimicrob Agents Chemother 38:1883-1889.

[62] Lambert T, Ploy MC, Courvalin P (1994b) A spontaneous point mutation in the *aac(6')-Ib'* gene results in altered substrate specificity of aminoglycoside 6'-N-acetyltransferase of a *Pseudomonas fluorescens* strain. FEMS Microbiol Lett 115:297-304.

[63] LeBlanc DJ, Lee LN, Inamine JM (1991) Cloning and nucleotide base sequence analysis of a spectinomycinadenyltransferase AAD(9) determinant from *Enterococcus faecalis*. Antimicrob Agents Chemother 35:1804-1810

[64] Lee KY, Hopkins JD, Syvanen M (1990) Direct involvement of IS*26* in an antibiotic resistance operon. J Bacteriol 172:3229-3236

[65] Levings RS, Partridge SR, Lightfoot D, Hall RM, Djordjevic SP (2005) New integron-associated gene cassette encoding a 3-N-aminoglycoside acetyltransferase. Antimicrob Agents Chemother 49:1238-1241

[66] Livermore DM (2003) Bacterial resistance: origins, epidemiology and impact. Clin Infect Dis 36:11-23

[67] Llanes C, Neuwirth C, El Garch F, Hocquet D, Plesiat P (2006) Genetic analysis of a multire sistant strain of *Pseudomonas aeruginosa* producing PER-1 β-lactamase. Clin Microbiol Infect 12:270-278

[68] Lopez-Cabrera M, Perez-Gonzalez JA, Heinzel P, Piepersberg W, Jimenez A (1989) Isolation and nucleotide sequencing of an aminocyclitol acetyltransferase gene from *Streptomyces rimosus* forma paromomycinus. J Bacteriol 171:321-328

[69] Lyutzkanova D, Distler J, Altenbuchner J (1997) A spectinomycin resistance determinant from the spectinomycin producer *Streptomyces flavopersicus*. Microbiology 143(Pt7):2135-2143

[70] Magnet S, Blanchard JS (2005) Molecular insights into aminoglycoside action and resistance. Chem Rev 105:477-498

[71] Martin P, Jullien E, Courvalin P (1988) Nucleotide sequence of *Acinetobacter baumannii* aphA-6 gene:evolutionary and functional implications of sequence homologies with nucleotide-bind-ingproteins, kinases and other aminoglycoside-modifying enzymes. Mol Microbiol 2:615-625

[72] Massova I, Mobashery S (1998) Kinship and diversification of bacterial penicillin-binding proteins and β-lactamases. Antimicrob Agents Chemother 42:1-17

[73] Mazodier P, Cossart P, Giraud E, Gasser F (1985) Completion of the nucleotide sequence of the centralregion of Tn5 confirms the presence of three resistance genes. Nucleic Acids Res 13:195-205

[74] Mendes R, Toleman M, Ribeiro J, Sader H, Jones R, Walsh T (2004) Integron carrying a novel metallo-b-lactamase gene, *bla*IMP-16, and a fused form of aminoglycoside-resistance gene *aac(6')-30/aac(6')-Ib*: report from the SENTRY antimicrobial surveillance program. Antimicrob Agents Chemother 48:4693-4702

[75] Meyer R (2009) Replication and conjugative mobilization of broad host-range IncQ plasmids. Plasmid 62: 57-70

[76] Michael GB, Cardoso M, Schwarz S (2005) Class 1 integron-associated gene cassettes in *Salmonella entericasubsp. enterica* serovar Agona isolated from pig carcasses in Brazil. J Antimicrob Chemother 55:776-779

[77] Miller WR, Munita JM, Arias CA (2014) Mechanisms of antibiotic resistance in enterococci. Expert Rev Anti-Infect Ther 12(10):1221-1236

[78] Mingeot-Leclercq MP, Glupczynski Y, Tulkens PM (1999) Aminoglycosides: activity and resistance. Antimicrob Agents Chemother 43(4):727-737

[79] Mobashery S, Azucena EF (1999) Bacterial antibiotic resistance. In: Encyclopedia of life sciences. Nature Publishing Group, London. http://www.els.net

[80] Mortazavi SMJ, Darvish L, Abounajmi M, Zarei S, Zare T, Taheri M, Nematollahi S (2015) Alteration of bacterial antibiotic sensitivity after short-term exposure to diagnostic ultrasound. Iran Red Crescent Med J 17(11):e26622

[81] Munita JM, Arias CA (2016) Mechanisms of antibiotic resistance. Microbiol Spectr 4(2)

[82] Murphy E (1985) Nucleotide sequence of a spectinomycin adenyltransferase AAD(9) determinant from *Staphylococcus* aureus and its relationship to AAD(3″) (9). Mol Gen Genet 200:33-39

[83] Nobuta K, Tolmasky ME, Crosa LM, Crosa JH (1988) Sequencing and expression of the 6′-Nacetyltransferase gene of transposon Tn*1331* from *Klebsiella pneumoniae*. J Bacteriol 170:3769-3773

[84] Noguchi N, Sasatsu M, Kono M (1993) Genetic mapping in Bacillus subtilis 168 of the aadK gene whichencodes aminoglycoside 6-adenylyltransferase. FEMS Microbiol Lett 114:47-52

[85] Ohmiya K, Tanaka T, Noguchi N, O'Hara K, Kono M (1989) Nucleotide sequence of the chromosomal genecoding for the aminoglycoside 6-adenylyltransferase from Bacillus subtilis Marburg 168. Gene 78: 377-378

[86] Oka A, Sugisaki H, Takanami M (1981) Nucleotide sequence of the kanamycin resistance transposon Tn*903*. J Mol Biol 147:217-226

[87] Okazaki A, Avison MB (2007) Aph(3′)-IIc, an aminoglycoside resistance determinant from *Stenotrophomonas maltophilia*. Antimicrob Agents Chemother 51:359-360.

[88] Pansegrau W, Miele L, Lurz R, Lanka E (1987) Nucleotide sequence of the kanamycin resistance determinant of plasmid RP4: homology to other aminoglycoside 3′-phosphotransferases. Plasmid 18:193-204

[89] Parent R, Roy PH (1992) The chloramphenicol acetyltransferase gene of Tn*2424*: a new breed of *cat*. J Bacteriol 174:2891-2897

[90] Parkhill J, Sebaihia M, Preston A, Murphy LD, Thomson N, Harris DE, Holden MT, Churcher CM, Bentley SD, Mungall KL, Cerdeno-Tarraga AM, Temple L, James K, Harris B, Quail MA, Achtman M, Atkin R, Baker S, Basham D, Bason N, Cherevach I, Chillingworth T, Collins M, Cronin A, Davis P, Doggett J, Feltwell T, Goble A, Hamlin N, Hauser H, Holroyd S, Jagels K, Leather S, Moule S, Norberczak H, O'Neil S, Ormond D, Price C, Rabbinowitsch E, Rutter S, Sanders M, Saunders D, Seeger K, Sharp S, Simmonds M, Skelton J, Squares R, Squares S, Stevens K, Unwin L, Whitehead S, Barrell BG, Maskell DJ (2003) Comparative analysis of the genome sequences of *Bordetella pertussis, Bordetella parapertussis* and *Bordetella bronchiseptica*. Nat Genet 35:32-40.

[91] Partridge SR, Collis CM, Hall RM (2002) Class 1 integron containing a new gene cassette, *aadA10*, associated with Tn*1404* from R151. Antimicrob Agents Chemother 46:2400-2408

[92] Pawlowski AC, Johnson JW, Wright GD (2016) Evolving medicinal chemistry strategies in antibiotic discovery. Curr Opin Biotechnol 42:108-117

[93] Perichon B, Bogaerts P, Lambert T, Frangeul L, Courvalin P, Galimand M (2008) Sequence of conjugative plasmid pIP1206 mediating resistance to aminoglycosides by 16S rRNA methylation and to hydrophilic fluoroquinolones by efflux. Antimicrob Agents Chemother 52:2581-2592.

[94] Ramirez MS, Tolmasky ME (2010) Aminoglycoside modifying enzymes. Drug Resist Updat 13(6):151-171

[95] Ramon-Garcia S, Otal I, Martin C, Gomez-Lus R, Ainsa JA (2006) Antibiotics of aminoglycosides. Antimicrob Agents Chemother 50:3920-3922.

[96] Rather PN, Munayyer H, Mann PA, Hare RS, Miller GH, Shaw KJ (1992) Genetic analysis of bac-terialacetyltransferases: identification of amino acids determining the specificities of theaminoglycoside 6′-N-acetyltransferase Ib and IIa proteins. J Bacteriol 174:3196-3203

[97] Rather PN, Mann PA, Mierzwa R, Hare RS, Miller GH, Shaw KJ (1993) Analysis of the *aac(3)-VIa* gene encoding a novel 3-*N*-acetyltransferase. Antimicrob Agents Chemother 37:2074-2079

[98] Revilla C, Garcillan-Barcia MP, Fernandez-Lopez R, Thomson NR, Sanders M, Cheung M, Thomas CM, de la Cruz F (2008) Different pathways to acquiring resistance genes illustrated by the recentevolution of IncW plasmids. Antimicrob Agents Chemother 52:1472-1480

[99] Riccio ML, Docquier JD, Dell'Amico E, Luzzaro F, Amicosante G, Rossolini GM (2003) Novel 3-*N*aminoglycoside acetyltransferase gene, *aac(3)-Ic*, from a *Pseudomonas aeruginosa* inte gron. Antimicrob Agents Chemother 47:1746-1748

[100] Robicsek A, Strahilevitz J, Jacoby GA, Macielag M, Abbanat D, Park CH, Bush K, Hooper DC (2006) Fluoroquinolone-modifying enzyme: a new adaptation of a common aminoglycoside acetyltransferase. Nat

Med 12:83-88.

[101] Rouch DA, Byrne ME, Kong YC, Skurray RA (1987) The *aacA-aphD* gentamicin and kanamy cin resistance determinant of Tn*4001* from *Staphylococcus aureus*: expression and nucleotide sequence analysis. J Gen Microbiol 133:3039-3052.

[102] Sabtcheva S, Galimand M, Gerbaud G, Courvalin P, Lambert T (2003) Aminoglycoside resistance geneant(4′)-IIb of *Pseudomonas aeruginosa* BM4492, a clinical isolate from Bulgaria. Antimicrob Agents Chemother 47:1584-1588

[103] Salauze D, Perez-Gonzalez JA, Piepersberg W, Davies J (1991) Characterisation of aminoglyco side acetyltransferase-encoding genes of neomycin-producing *Micromonospora chalcea* and *Streptomyces fradiae*. Gene 101:143-148

[104] Sandvang D (1999) Novel streptomycin and spectinomycin resistance gene as a gene cassette within a class 1integron isolated from *Escherichia coli*. Antimicrob Agents Chemother 43:3036-3038

[105] Scholz P, Haring V, Wittmann-Liebold B, Ashman K, Bagdasarian M, Scherzinger E (1989) Complete nucleotide sequence and gene organization of the broad-host-range plasmid RSF1010. Gene 75:271-288

[106] Schwarz FV, Perreten V, Teuber M (2001) Sequence of the 50-kb conjugative multiresistance plasmidpRE25 from *Enterococcus faecalis* RE25. Plasmid 46:170-187

[107] Schwocho LR, Schaffner CP, Miller GH, Hare RS, Shaw KJ (1995) Cloning and characterization of a 3-*N*-aminoglycoside acetyltransferase gene, *aac(3)-Ib*, from *Pseudomonas aeruginosa*. Antimicrob Agents Chemother 39:1790-1796

[108] Sekiguchi J, Asagi T, Miyoshi-Akiyama T, Fujino T, Kobayashi I, Morita K, Kikuchi Y, Kuratsuji T, Kirikae T (2005) Multidrug-resistant *Pseudomonas aeruginosa* strain that caused an out break in a neurosurgery ward and its *aac(6′)-Iae* gene cassette encoding a novel aminoglycoside acetyltransferase. Antimicrob Agents Chemother 49:3734-3742.

[109] Shaw KJ, Cramer CA, Rizzo M, Mierzwa R, Gewain K, Miller GH, Hare RS (1989) Isolation, characterization, and DNA sequence analysis of an AAC(6′)-II gene from *Pseudomonas aeruginosa*. Antimicrob Agents Chemother 33:2052-2062

[110] Shaw KJ, Rather PN, Sabatelli FJ, Mann P, Munayyer H, Mierzwa R, Petrikkos GL, Hare RS, Miller GH, Bennett P et al (1992) Characterization of the chromosomal *aac(6′)-Ic* gene from *Serratia marcescens*. Antimicrob Agents Chemother 36:1447-1455

[111] Shaw KJ, Rather PN, Hare RS, Miller GH (1993) Molecular genetics of aminoglycoside resistance genes and familial relationships of the aminoglycoside-modifying enzymes. Microbiol Rev 57:138-163

[112] Steiniger-White M, Rayment I, Reznikoff WS (2004) Structure/function insights into Tn*5* transposition. Curr Opin Struct Biol 14:50-57

[113] Stover CK, Pham XQ, Erwin AL, Mizoguchi SD, Warrener P, Hickey MJ, Brinkman FS, Hufnagle WO, Kowalik DJ, Lagrou M, Garber RL, Goltry L, Tolentino E, Westbrock-Wadman S, Yuan Y, Brody LL, Coulter SN, Folger KR, Kas A, Larbig K, Lim R, Smith K, Spencer D, Wong GK, Wu Z, Paulsen IT, Reizer J, Saier MH, Hancock RE, Lory S, Olson MV (2000) Complete genome sequence of *Pseudomonas aeruginosa* PAO1, an opportunistic pathogen. Nature 406:959-964

[114] Suter TM, Viswanathan VK, Cianciotto NP (1997) Isolation of a gene encoding a novel spectinomycin phosphotransferase from *Legionella pneumophila*. Antimicrob Agents Chemother 41:1385-1388

[115] Tauch A, Krieft S, Kalinowski J, Puhler A (2000) The 51,409-bp R-plasmid pTP10 from the mul-tiresistantclinical isolate Corynebacterium striatum M82B is composed of DNA segments initiallyidentified in soil bacteria and in plant, animal, and human pathogens. Mol Gen Genet 263:1-11

[116] Tauch A, Gotker S, Puhler A, Kalinowski J, Thierbach G (2002) The 27.8-kb R-plasmid pTET3 from *Corynebacterium glutamicum* encodes the aminoglycoside adenyltransferase gene cassette *aadA9* and the regulated tetracycline efflux system Tet 33 flanked by active copies of the widespread insertion sequence IS*6100*. Plasmid 48:117-129

[117] Tennstedt T, Szczepanowski R, Braun S, Puhler A, Schluter A (2003) Occurrence of integron-associated resistance gene cassettes located on antibiotic resistance plasmids isolated from a *wastewatertreatment* plant.

FEMS Microbiol Ecol 45:239-252

[118] Tenover FC (2001) Development and spread of bacterial resistance to antimicrobial agents: an overview. Clin Infect Dis (Suppl) 33:108-115

[119] Tenover FC, Filpula D, Phillips KL, Plorde JJ (1988) Cloning and sequencing of a gene encoding an aminoglycoside 6'-N-acetyltransferase from an R factor of *Citrobacter diversus*. J Bacteriol 170:471-473

[120] Tenover FC, Gilbert T, O'Hara P (1989) Nucleotide sequence of a novel kanamycin resistance gene, aphA-7, from campylobacter *jejuni* and comparison to other kanamycin phosphotrans-ferase genes. Plasmid 22:52-58

[121] Teran FJ, Suarez JE, Mendoza MC (1991) Cloning, sequencing, and use as a molecular probe of a geneencoding an aminoglycoside 6'-N-acetyltransferase of broad substrate profile. Antimicrob AgentsChemother 35:714-719

[122] Thompson CJ, Gray GS (1983) Nucleotide sequence of a streptomycete aminoglycoside phospho transferasegene and its relationship to phosphotransferases encoded by resistance plasmids. Proc Natl Acad Sci U S A 80:5190-5194

[123] Tolmasky ME (1990) Sequencing and expression of aadA, bla, and tnpR from the multiresistance transposonTn1331. Plasmid 24:218-226

[124] Trieu-Cuot P, Courvalin P (1983) Nucleotide sequence of the *Streptococcus faecalis* plasmid gene encoding the 3'5''-aminoglycoside phosphotransferase type III. Gene 23:331-341

[125] Trower MK, Clark KG (1990) PCR cloning of a streptomycin phosphotransferase (*aphE*) gene from *Streptomyces griseus* ATCC 12475. Nucleic Acids Res 18:4615

[126] Tsai SF, Zervos MJ, Clewell DB, Donabedian SM, Sahm DF, Chow JW (1998) A new high-level gentamicin resistance gene, aph(2'')-Id, in *Enterococcus* spp. Antimicrob Agents Chemother 42:1229-1232

[127] Vliegenthart JS, Ketelaar-van Gaalen PA, Eelhart J, van de Klundert JA (1991) Localisation of the aminoglycoside-(3)-N-acetyltransferase isoenzyme II in *Escherichia coli*. FEMS Microbiol Lett 65:101-105

[128] Vogtli M, Hutter R (1987) Characterisation of the hydroxystreptomycin phosphotransferase gene (sph) of Streptomyces glaucescens: nucleotide sequence and promoter analysis. Mol Gen Genet 208:195-203

[129] Walsh C (2000) Molecular mechanisms that confer antibacterial drug resistance. Nature 406:775-781

[130] Walsh C (2003) Antibiotics, action, origins and resistance. ASM Press, Washington, D.C.

[131] Wei Q, Jiang X, Yang Z, Chen N, Chen X, Li G, Lu Y (2009) dfrA27, a new integron-associat-edtrimethoprim resistance gene from *Escherichia coli*. J Antimicrob Chemother 63:405-406

[132] Wilson NL, Hall RM (2010) Unusual class 1 integron configuration found in Salmonella genomic island 2from *Salmonella enterica* serovar Emek. Antimicrob Agents Chemother 54:513-516

[133] Wohlleben W, Arnold W, Bissonnette L, Pelletier A, Tanguay A, Roy PH, Gamboa GC, Barry GF, Aubert E, Davies J et al (1989) On the evolution of Tn*21*-like multiresistance transposons: sequence analysis of the gene (*aacC1*) for gentamicin acetyltransferase-3-I(AAC(3)-I), another member of the Tn*21*-based expression cassette. Mol Gen Genet 217:202-208

[134] Wright GD (2005) Bacterial resistance to antibiotics: enzymatic degradation and modification. Adv Drug Deliv Rev 57:1451-1470

[135] Wybenga-Groot LE, Draker K, Wright GD, Berghuis AM (1999) Crystal structure of an amino glycoside 6'-N-acetyltransferase: defining the GCN5-related N-acetyltransferase superfamily fold. Structure 7:497-507

[136] Yan JJ, Hsueh PR, Lu JJ, Chang FY, Ko WC, Wu JJ (2006) Characterization of acquired β-lactamases andtheir genetic support in multidrug-resistant *Pseudomonas aeruginosa* isolates in Taiwan: theprevalence of unusual integrons. J Antimicrob Chemother 58:530-536

[137] Zalacain M, Gonzalez A, Guerrero MC, Mattaliano RJ, Malpartida F, Jimenez A (1986) Nucleotide sequence of the hygromycin B phosphotransferase gene from *Streptomyces hygroscopicus*. Nucleic Acids Res 14: 1565-1581

第 9 章　利用遗传学方法消除耐药性

Collapse of Antibiotic Resistance with the Help of Genetic Approaches

摘　要

耐药性细菌是全球一个主要的健康问题。市场上有各种类型的抗生素来控制这种耐药性超级细菌。然而，这些抗生素并不能挑战超级细菌，因为这些细菌已经进化出了对目前可用抗生素的耐药性机制。因此，迫切需要新的抗生素。然而，在过去的几十年里，新抗生素的合成却急剧下降。由于新抗生素发现的限制和耐药细菌的快速出现，使得医疗从业者的注意力转向了其他替代方案，如噬菌体治疗、纳米医学、噬菌体治疗与抗生素和多肽结合等。虽然这些替代方法已经成功地减少了微生物感染，但其中一些微生物已经改变机制，以避免受到这种现代替代方法的攻击。不幸的是，顽固的致命病原体再一次击败了临床医生。近年来，CRISPR（clustered regularly interspaced short palindromic repeats）基因编辑技术因解决耐药性问题而引起了研究人员的关注。规律成簇的间隔短回文重复序列（CRISPR）通常是由细菌获得的，以保护它们免受质粒和噬菌体等外源 DNA 的侵害。这是一种自然现象，存在于细菌中。因此，现在的医学研究人员已经利用这种精确的遗传工具来解决原生细菌和真核生物中的各种遗传问题。据观察，CRISPR/Cas 系统也可以编辑细菌的致病岛和耐药基因。

细菌在自然界中是高度多样化和多用途的微生物，它们可以适应过多的环境条件。细菌在进化过程中已经达到了全面的适应性，能够适应新的恶劣环境。虽然这样的进化结果对细菌来说是一个巨大的回报，但它也是一个严重的医学问题。细菌占据着优势地位，它们进化得非常高效，并作为最终的群落生物统治着地球。拯救生命的神奇药物，即第一种抗生素，消除了人类对死亡和发病的恐惧；但很快，对耐药性细菌的恐惧又来了。虽然人们对已存在的药物进行了各种修饰，并合成了各种抗生素来挑战耐药性细菌。而且，除了这些传统的抗生素外，基因编辑技术也被用于控制细菌的耐药性。

水平基因转移是耐药基因在细菌群体中传播的一种广泛机制。环境压力最终导致它们获得抗性基因以适应环境。这些基因仅通过应激反应调节因子（如 marA 和 soxS）合成 β-内酰胺酶等抗生素降解酶，以及那些本身不被认为是抗性基因，但通过改变外排泵和孔蛋白而产生抗性基因，从而赋予细菌耐药性（Palmer et al, 2018）。尽管如此，也发现了非最佳基因调控，其中这些基因的缺失和过度表达导致了对不同种类抗生素的耐药性。这些方法通常被细菌用来保护自己免受抗生素的侵害。因此，本文将讨论 CRISPR 的分子机制在挑战耐药菌性细中的作用。

一、耐药性细菌控制的分子策略

现代医学已经采用各种了复杂的技术来应对致命病原体所带来的挑战。近年来，合成生物学在其对抗多重耐药病原体方面引起了研究人员的注意（Bowater, 2015）。本文综述了合成生物学在耐药性细菌治疗和诊断方面的研究进展。规律成簇的间隔短回文重复序列（CRISPR）和复敏化是最近被研究人员用于控制耐药性细菌的两种有效机制（Braff et al, 2016）。在基于 CRISPR 的分子机制中，一个引导 RNA（gRNA）和 CRISPR 相关的内切酶（Cas9）蛋白主要参与基因编辑过程。它是一种自然获得性免疫，可以切割外来 DNA。一些研究报告称，这项技术可以针对抗生素抗性基因（Gomaa et al, 2014）。

二、什么是 CRISPR

CRISPR/Cas 系统存在于细菌和古生菌中，被用于在原核和真核细胞中插入和编辑所需的基因组。它是由 Ishino 在大肠杆菌中发现的（Ishino et al, 1987）。早些时候，还无法预测这一分子系统在合成生物学领域的巨大潜力。直到 20 世纪中期，CRISPR/Cas 系统的魅力功能仍处于迷雾之中。21 世纪初，CRISPR 与噬菌体和质粒序列之间的相似性被揭示（Mojica et al, 2005）。此外，基因组分析表明，CRISPR 和 Cas 蛋白共同作用在细菌中，获得针对入侵外源 DNA 的免疫（Jansen et al, 2002a, b）。关于 CRISPR/Cas 系统的更多细节在第 12 章中说明。

三、CRISPR 功能的发现

最初，在极端微生物中观察到 CRISPR/Cas 系统，其中它与适应性有关。此外，在中温环境中对 CRISPR/Cas 系统进行了研究，发现重复序列之间的间隔区与噬菌体和质粒的序列同源（Mojica et al, 2005）。

其他的发现有力地证明了噬菌体起源的间隔区与对噬菌体感染产生的抗性之间有很强

的相关性（Bolotin et al, 2005）。

进一步探讨了 CRISPR/Cas 系统在嗜热葡萄球菌中的作用。本文在大肠杆菌中克隆了嗜热链球菌的 CRISPR/Cas 系统，通过重组嗜热链球菌的 CRISPR/Cas9 系统表达了其对质粒和噬菌体的保护机制（Gasiunas et al, 2012）。本研究描述了 Cas9 作为唯一 *cas* 基因的作用，这是 CRISPR 编码干扰所必需的。一些文献记载，Cas9-CRISPR RNA（crRNA）复合物具有体外切割目标 DNA 的潜力（Sapranauskas et al, 2011）。将化脓性链球菌的 CRISPR/Cas 系统应用于人类神经和小鼠肾脏细胞的基因编辑时，发生了一个重大事件（Mali et al, 2013; Cong et al, 2013）。

四、CRISPR/Cas 系统包含什么

CRISPR/Cas 系统由 CRISPR 阵列、上游先导序列和 *cas* 基因组成。CRISPR 阵列包含相同长度和序列的重复序列，但可能存在微小的差异。重复序列从共有序列中截断（Horvath et al, 2008）。大多数重复序列由具有回文重复序列和反向重复序列的二级结构组成（Kunin et al, 2007）。然而，有些重复序列不形成任何二级结构。因此，这种差异影响了前 crRNA 加工的机制（Kunin et al, 2007）。相反，间隔序列在基因组中是本质上最独特的。它表现出与外源 DNA（噬菌体和质粒 DNA）的相似性，它们主要负责对那些基因组已整合的制剂的适应性免疫。间隔子来源于外源基因组序列的原间隔子。CRISPR 阵列的下一个组成部分是前导序列，它位于第一个重复序列的上游（Jansen et al, 2002a, b）。这是一个具有启动子活性的 AT 丰富区域，是阵列转录所必需的（Przybilsli et al, 2011）；除此之外，它对于获得新的间隔区也很重要（Yosef et al, 2012）。

CRISPR 与 CRISPR 相关蛋白（Cas 蛋白）有关，Cas 蛋白在从外源靶向侵入物获得间隔区中起着至关重要的作用（Yosef et al, 2012），它们参与不同的活动。有两种通用的 Cas 蛋白，Cas1 和 Cas2，它们存在于所有类型的 CRISPR/Cas 系统中。Haft 等（2005）提出了一种基于 Cas 蛋白多样性的 CRISPR 分类系统。根据可区分和独特的 Cas 蛋白，它们主要分为Ⅰ、Ⅱ和Ⅲ型（Haft et al, 2005）：Ⅰ型为 Cas3、Ⅱ型为 Cas9、Ⅲ型为 Cas10（Vestergaard et al, 2014）。

在 CRISPR/Cas 系统的基础上，进一步扩展了分类，并引入了两个类。因此，现在有 5 种 CRISPR/Cas 系统和 16 种亚型（Makarova et al, 2015）。在所有五个 CRISPR/Cas 系统中，Ⅱ型是研究最多和说明最充分的系统。Ⅱ型系统伴随着 Cas9 多功能蛋白，成为一种强大的基因工程分子工具。Cas9 包含两个核酸酶结构域，RuvC 样核酸酶结构域和 HNH 核酸酶，这两种酶都被用于切割靶标（Makarova et al, 2011a, b）。对于位点特异性的识别和切割，需要 Cas9，它与 crRNA 和 tracrRNA 形成复合物（Jinek et al, 2012）。tracrRNA 以及 RNase Ⅲ和 Cas9 共同促进了 pre-crRNA 中 crRNA 的形成。对于双链内切酶的活性，需要 PAM（原间隔与邻近基序）与 Cas9 一起进行检测（Swarts et al, 2012）。

五、CRISPR/Cas 的实施战胜了耐药性

耐药性是 21 世纪最具挑战性的问题。现在，CRISPR 技术正在用来抑制耐药性。Ⅱ型 CRISPR/Cas9 系统是编辑特定基因的理想选择（Bikard et al, 2012）。2014 年，发表了两项独立的研究结果，其中阐述了 CRISPR 介导的通过染色体突变或游离基因获得耐药性逆转的报道。他们已经报道了抗生素抗性基因，并被 CRISPR/Cas9 系统切割出来，从而促进了染色体外 DNA 的降解。最终，细菌由于暴露抗生素的复敏而死亡（表 9-1 和图 9-1）。

Bikard 等（2014）报道了 CRISPR 帮助下金黄色葡萄球菌的复敏机制。他们通过使用编码间隔区靶向抗生素抗性基因的噬菌体进行噬菌体封装，使噬菌体致敏。他们进一步扩展了研究，分析了金黄色葡萄球菌感染对小鼠皮肤的影响，然后进一步用链霉素致敏细菌。本文采用噬菌体作为 CRISPR 递送系统。他们观察到，噬菌体介导的 CRISPR 转递显著减少了细菌感染。

序　号	CRISPR 编辑细菌	致敏的抗生素	研究者
	表 9-1　CRISPR 和 Cas9 在基因编辑中的作用		
1	金黄色葡萄球菌	链霉素	Bikard et al, 2014
2	大肠杆菌	β - 内酰胺类抗生素	Kim et al, 2016
3	大肠杆菌	链霉素和庆大霉素	Yosef et al, 2015
4	金黄色葡萄球菌	卡那霉素	Bikard et al, 2013
5	黑胫果胶杆菌	卡那霉素	Watson et al, 2018

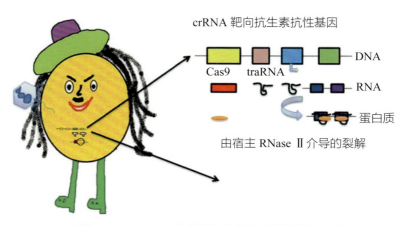

▲ 图 9-1　CRISPR 介导的细菌抗生素抗性基因切割

六、克服耐药性

一些研究已经报道了细菌耐药性的逆转。在此，我们讨论了两项关于 CRISPR 介导的耐药细菌数量减少的研究。两组研究人员都开始了他们对 CRISPR/Cas9 系统的研究，以检查它是否能杀死染色体中具有耐药性基因的细菌。Lu 等对通过 CRISPR/Cas9 系统下调大肠杆菌对羧苄西林的耐药性进行了相应的研究。他们通过噬菌体将 CRISPR/Cas9 系统传递到具有耐卡苄西林基因的大肠杆菌中。在 2～4h 内，培养活力降低了许多倍。除此之外，Marraffini 等还进一步扩展了这项工作。他们已经说明了对金黄色葡萄球菌上的发现。他们利用 CRISPR/Cas9 系统靶向金黄色葡萄球菌中染色体介导的耐甲氧西林基因。他们使用噬菌体递送系统将耐甲氧西林金黄色葡萄球菌和敏感金黄色葡萄球菌混合培养（Bhargava and Collins, 2015）。本研究发现，采用 CRISPR 技术增加了甲氧西林敏感菌的百分比（Parmley, 2014）。Kim 等报道了另一项研究（2016），他们利用 CRISPR/Cas9 系统靶向大肠杆菌中的超广谱 β– 内酰胺酶产生基因。以 ESBL 突变体中的保守序列为靶标，恢复对 β– 内酰胺类抗生素的敏感性。因此，使用该技术可杀死超过 99.9% 的细菌细胞（Kim et al, 2016）。

七、CRISPR/Cas9 系统逆转耐药的机制

Ⅱ 型 CRISPR/Cas 系统已广泛应用于基因工程中。由于该系统在本质上具有高度的灵活性，因此可以用于基因组编辑。许多研究人员已经对 Ⅱ 型系统进行了广泛的探索（Amitai and Sorek, 2016），合并的 DNA 被称为原间隔子。此外，重复间隔阵列被转录成前 CRISPR-RNA（pre-crRNA），并加工成短间隔重复序列，形成成熟的 crRNA。在 crRNA 和反式编码的 crRNA（tracrRNA）以及 Cas9 内切酶之间形成了一个复合体（Deltcheva et al, 2011）。现在，双复合物和 Cas9 内切酶扫描基因组寻找原间隔与相邻基序（PAM）；当遇到 PAM 序列时，原间隔子在两条 DNA 链上产生裂解（Hullahalli et al, 2018）。然而，据报道，与 CRISPR/Cas 系统有关的细胞不具有可移动的遗传元件和针对抗生素的多重耐药盒。CRISPR/Cas 系统对可移动遗传元件具有破坏性（Hullahalli et al, 2018）。此外，还有一项关于 Cas9– 脱氧腺苷脱氨酶编辑抗生素抗性基因的研究报道，其中，通过 Cas9 编辑过程将 C.G 突变为 T. A 来逆转耐药性（Gaudelli et al, 2017; Bjerke et al, 2018）。在铜绿假单胞菌中，MexAB-OprM 位于其内膜上，参与了通过抗生素的排出而产生耐药性（Cady et al, 2012）。已有文献表明，利用 CRISPR/Cas 系统，可以通过调节 *mexB* 基因来逆转铜绿假单胞菌的耐药性。此外，已经证明该系统可用于 *mexB* 基因中 5′-CC-3′ PAM 的靶点编辑（Xu et al, 2006; Leenay and Beisel, 2017），通过编辑 *mexB* 基因，铜绿假单胞菌恢复对卡那霉素的耐药性。因此，这分子编辑工具对于限制细菌的耐药性非常有帮助。

参考文献

[1] Amitai G, Sorek R (2016) CRISPR-Cas adaptation: insights into the mechanism of action. Nat Rev Microbiol 14(2):67

[2] Bhargava P, Collins JJ (2015) Boosting bacterial metabolism to combat antibiotic resistance. Cell Metab 21(2):154-155

[3] Bikard D, Hatoum-Aslan A, Mucida D, Marraffini LA (2012) CRISPR interference can prevent natural transformation and virulence acquisition during in vivo bacterial infection. Cell Host Microbe 12(2):177-186

[4] Bikard D, Jiang W, Samai P, Hochschild A, Zhang F, Marraffini LA (2013) Programmable repression and activation of bacterial gene expression using an engineered CRISPR-Cas system. Nucleic Acids Res 41(15):7429-7437

[5] Bikard D, Euler CW, Jiang W, Nussenzweig PM, Goldberg GW, Duportet X, Fischetti VA, Marraffini LA (2014) Exploiting CRISPR-Cas nucleases to produce sequence-specific antimicrobials. Nat Biotechnol 32(11):1146

[6] Bjerke JN, Beardslee PC, McNaughton BR (2018) Recent advances in CRISPR base editing: from A to RNA. Biochemistry 57:886-887

[7] Bolotin A, Quinquis B, Sorokin A, Ehrlich SD (2005) Clustered regularly interspaced short palindrome repeats (CRISPRs) have spacers of extrachromosomal origin. Microbiology 151(8):2551-2561

[8] Bowater L (2015) Antimicrobial stewardship: the role of scientists? J Antimicrob Chemother 70(7):1925-1927

[9] Braff D, Shis D, Collins JJ (2016) Synthetic biology platform technologies for antimicrobial applications. Adv Drug Deliv Rev 105:35-43

[10] Cady KC, Bondy-Denomy J, Heussler GE, Davidson AR, O'Toole GA (2012) The CRISPR/Cas adaptive immune system of *Pseudomonas aeruginosa* mediates resistance to naturally occurring and engineered phages. J Bacteriol 194(21):5728-5738

[11] Cong L, Ran FA, Cox D, Lin S, Barretto R, Habib N, Hsu PD, Wu X, Jiang W, Marraffini L, Zhang F (2013) Multiplex genome engineering using CRISPR/Cas systems. Science 339:819-823. p.1231143

[12] Deltcheva E, Chylinski K, Sharma CM, Gonzales K, Chao Y, Pirzada ZA, Eckert MR, Vogel J, Charpentier E (2011) CRISPR RNA maturation by trans-encoded small RNA and host factor RNase III. Nature 471(7340):602

[13] Gasiunas G, Barrangou R, Horvath P, Siksnys V (2012) Cas9-crRNA ribonucleoprotein complex mediates specific DNA cleavage for adaptive immunity in bacteria. Proc Natl Acad Sci 109(39):E2579-E2586

[14] Gaudelli NM, Komor AC, Rees HA, Packer MS, Badran AH, Bryson DI, Liu DR (2017) Programmable base editing of A•T to G•C in genomic DNA without DNA cleavage. Nature 551(7681):464

[15] Gomaa AA, Klumpe HE, Luo ML, Selle K, Barrangou R, Beisel CL (2014) Programmable removal of bacterial strains by use of genome-targeting CRISPR-Cas systems. MBio 5(1):e00928-e00913

[16] Haft DH, Selengut J, Mongodin EF, Nelson KE (2005) A guild of 45 CRISPR-associated (Cas) protein families and multiple CRISPR/Cas subtypes exist in prokaryotic genomes. PLoS Comput Biol 1(6):e60

[17] Horvath P, Romero DA, Coûté-Monvoisin AC, Richards M, Deveau H, Moineau S, Boyaval P, Fremaux C, Barrangou R (2008) Diversity, activity, and evolution of CRISPR loci in Streptococcus thermophilus. J Bacteriol 190(4):1401-1412

[18] Hullahalli K, Rodrigues M, Nguyen UT, Palmer K (2018) An attenuated CRISPR-Cas system in *Enterococcus faecalis* permits DNA acquisition. MBio 9(3):e00414-e00418

[19] Ishino Y, Shinagawa H, Makino K, Amemura M, Nakata A (1987) Nucleotide sequence of the iap gene, responsible for alkaline phosphatase isozyme conversion in Escherichia coli, and identification of the gene product. J Bacteriol 169(12):5429-5433

[20] Jansen R, Embden JDV, Gaastra W, Schouls LM (2002a) Identification of genes that are associated with DNA repeats in prokaryotes. Mol Microbiol 43(6):1565-1575

[21] Jansen R, van Embden JD, Gaastra W, Schouls LM (2002b) Identification of a novel family of sequence repeats among prokaryotes. Omics: J Integr Biol 6(1):23-33

[22] Jinek M, Chylinski K, Fonfara I, Hauer M, Doudna JA, Charpentier E (2012) A programmable dual-RNA-

guided DNA endonuclease in adaptive bacterial immunity. Science 337(6096):816-821

[23] Kim JS, Cho DH, Park M, Chung WJ, Shin D, Ko KS, Kweon DH (2016) CRISPR/Cas9-mediated re-sensitization of antibiotic-resistant Escherichia coli harboring extended-spectrum beta-lactamases. J Microbiol Biotechnol 26(2):394-401

[24] Kunin V, Sorek R, Hugenholtz P (2007) Evolutionary conservation of sequence and secondary structures in CRISPR repeats. Genome Biol 8(4):R61

[25] Leenay RT, Beisel CL (2017) Deciphering, communicating, and engineering the CRISPR PAM. J Mol Biol 429(2):177-191

[26] Makarova KS, Aravind L, Wolf YI, Koonin EV (2011a) Unification of Cas protein families and a simple scenario for the origin and evolution of CRISPR-Cas systems. Biol Direct 6(1):38

[27] Makarova KS, Haft DH, Barrangou R, Brouns SJ, Charpentier E, Horvath P, Moineau S, Mojica FJ, Wolf YI, Yakunin AF, Van Der Oost J (2011b) Evolution and classification of the CRISPR- Cas systems. Nat Rev Microbiol 9(6):467

[28] Makarova KS, Wolf YI, Alkhnbashi OS, Costa F, Shah SA, Saunders SJ, Barrangou R, Brouns SJ, Charpentier E, Haft DH, Horvath P (2015) An updated evolutionary classification of CRISPR- Cas systems. Nat Rev Microbiol 13(11):722

[29] Mali P, Yang L, Esvelt KM, Aach J, Guell M, DiCarlo JE, Norville JE, Church GM (2013) RNA-guided human genome engineering via Cas9. Science 339(6121):823-826

[30] Mojica FJ, García-Martínez J, Soria E (2005) Intervening sequences of regularly spaced prokary otic repeats derive from foreign genetic elements. J Mol Evol 60(2):174-182

[31] Palmer AC, Chait R, Kishony R (2018) Nonoptimal gene expression creates latent potential for antibiotic resistance. Mol Biol Evol 35(11):2669-2684

[32] Parmley S (2014) Programmable sensitivity. SciBX: Sci-Bus eXchange 7(41):1198-1198

[33] Przybilski R, Richter C, Gristwood T, Clulow JS, Vercoe RB, Fineran PC (2011) Csy4 is responsible for CRISPR RNA processing in Pectobacterium atrosepticum. RNA Biol 8(3):517-528

[34] Sapranauskas R, Gasiunas G, Fremaux C, Barrangou R, Horvath P, Siksnys V (2011) The Streptococcus thermophilus CRISPR/Cas system provides immunity in Escherichia coli. Nucleic Acids Res 39(21):9275-9282

[35] Swarts DC, Mosterd C, Van Passel MW, Brouns SJ (2012) CRISPR interference directs strand specific spacer acquisition. PLoS One 7(4):e35888

[36] Vestergaard G, Garrett RA, Shah SA (2014) CRISPR adaptive immune systems of Archaea. RNA Biol 11(2):156-167

[37] Watson BN, Staals RH, Fineran PC (2018) CRISPR-Cas-mediated phage resistance enhances horizontal gene transfer by transduction. MBio 9(1):e02406-e02417

[38] Xu L, Chen H, Hu X, Zhang R, Zhang Z, Luo ZW (2006) Average gene length is highly conserved in prokaryotes and eukaryotes and diverges only between the two kingdoms. Mol Biol Evol 23(6):1107-1108

[39] Yosef I, Goren MG, Qimron U (2012) Proteins and DNA elements essential for the CRISPR adaptation process in Escherichia coli. Nucleic Acids Res 40(12):5569-5576

[40] Yosef I, Manor M, Kiro R Qimron U (2015) Temperate and lytic bacteriophages programmed to sensitize and kill antibiotic-resistant bacteria. In: Proceedings of the national academy of sciences, p 201500107

第 10 章　纳米技术：21 世纪控制耐药性细菌的方法

Nanotechnology: A Twenty-First-Century Approach Towards the Control of Antibiotic–Resistant Bacteria

摘　要

用市用抗生素控制耐药性细菌对医疗从业者来说是一项具有挑战性的任务。自过去 30 年以来，还没有一种新药被引入市场，用于商业目的。因此，医生非常渴望新的抗生素，他们在急切地等待着。与此同时，他们已经采用了新的替代品来控制耐药病原体。纳米技术是一个新兴的科学技术领域，它已经改变了医学研究者对化疗药物的态度。纳米材料具有显著的特性，这些特性使它们具有很高的反应性，因此被广泛用于控制传染病。在本章中，我们阐述了纳米材料的不同特性及其在医学领域的应用。

微生物世界在许多方面威胁着人类。微生物既灵活又顽固，这种特点和无处不在的性质使得它们在任何情况下都有很强的抵抗力。随着时间的推移，它们已经获得了一些特征，以适应当前恶劣的环境条件。如今，多重耐药菌（MDR）已经加剧了临床医生在减轻感染方面的关注。缺乏关于抗生素的使用剂量和误用的信息，导致了耐药性问题。因此，目前的情况是，我们在用有限的抗生素控制致命病原体方面的选择有限。2017 年 2 月，世界卫生组织（WHO）发布了关于耐药性细菌的报告，它们对现有的抗生素具有高度耐药性。因此，迫切需要新的抗生素（WHO，2017）。世卫组织根据细菌的耐药性最终确定了一份细菌清单，具体如下。

- 鲍曼不动杆菌、铜绿假单胞菌（碳青霉烯耐药菌）和肠杆菌科（碳青霉烯耐药菌）处于首位，风险严重。

- 粪肠球菌（万古霉素耐药）、金黄色葡萄球菌（耐甲氧西林、万古霉素中间体耐药）、幽门螺杆菌（克拉霉素耐药）、弯曲杆菌（氟喹诺酮耐药）、沙门菌（氟喹诺酮耐药）和淋病奈瑟菌（第三代头孢菌素耐药、氟喹诺酮耐药）位于第二，风险高。

- 肺炎链球菌（青霉素不敏感）、流感嗜血杆菌（氨苄西林耐药）和志贺菌（氟喹诺酮耐药）位于第三，风险中等（WHO，2017）。

耐药病原体的挑战性劣势导致了市场上新抗生素的持续匮乏（Kumar et al，2018）。根据一项调查，迫切需要投入约 12 亿美元来进行广泛的研究，以开发一个小型的新型商业产品组合（Devasahayam et al，2010）。除此之外，国际壁垒也影响了传统疗法的批准和上市后的药物警戒，从而使潜在的治疗方法面临风险（Spellberg et al，2008）。尽管如此，仍有一份正在研发中的新抗生素清单（该清单已在第 2 章中提到）。因此，新药可用性的限制和对现有抗生素的耐药性的出现，使医务人员的注意力转向了替代方法。纳米技术是一个新兴的科学技术领域，它已经彻底改变了科学世界。它改变了那些依赖单一抗生素来对抗耐药超级细菌的医疗从业人员的态度。纳米技术涉及纳米级材料的研究。"纳米技术"一词是由 Norio Taniguchi 在 1974 年提出的，指的是处理纳米级（1.0×10^{-9}m）材料的科学（Taniguchi et al，1974）。它提供了一个纳米级材料的平台，并创造了具有精确性能和多功能的产品。纳米级材料的性质不同于块状材料和原子。纳米材料是一种具有大量表面原子、高表面能和独特的小尺寸纳米粒子材料，完全不同于块状材料（Alagarasi，2011）。纳米材料的一些基本性质在后面的章节中说明。

一、纳米材料的不可替代性

纳米材料具有较大的表面积与体积比，因为它们的小尺寸和许多表面依赖性材料，使粒子和环境之间形成巨大的反应界面。纳米尺寸赋予带来量子效应的材料一种特殊的限制效应。在小尺寸后，材料可以根据能带结构和载流子密度从块状材料中定制，这进一步改变了电学和光学性能。纳米材料因其光学、电学、磁性和其他特性而备受关注（图 10-1）（Alagarasi，2011）。

光学特性是纳米材料最引人注目的特性之一，它取决于纳米材料的小尺寸、形状和表面特性。由于纳米材料的这种独特性使其在生物医学、光电化学、太阳能电池成像、光学探测器设计等领域具有很高的应用价值（图 10-2），对尺寸的精细操纵可以极大地改变纳米材料的光学和表面性能（Gupta et al，2019）。

二、纳米材料的电学性能

纳米材料可以有效地容纳比大块材料更多的能量。它们还具有已建立或现有波段的光吸收带。此外，它们还可以根据通过的电流或电场来改变（Vajtai，2013）。纳米材料的电导

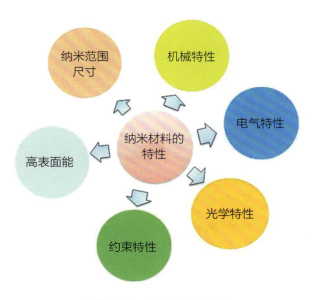

▲ 图 10-1　纳米材料的特性

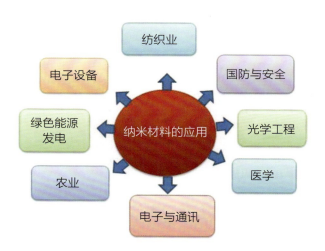

▲ 图 10-2　纳米材料的应用

率受其尺寸的影响，并根据尺寸将其分为四组：表面散射（包括晶界散射）、增宽和明显的带隙、量子化传导（包括弹道传导）、微观结构、库仑充电和隧道的变化（Pokropivny et al, 2007）。在分子电子学和纳米电子学领域已经取得了显著的进展。在分子电子学中，单个分子被认为是控制电子传递的，这种特性被用来在电子设备中执行各种功能。最简单的分子电子器件是一种能将独特的分子特性转化为电子信号的传感器。除此之外，生物活性分子还可用于开发生物电子器件。通过调节纳米材料，许多纳米电子器件已经被开发出来，如隧道结、碳纳米管晶体管和单分子晶体管（Pokropivny et al, 2007）。

三、纳米材料的机械性能

纳米材料和纳米结构的力学性能一般以不同的方式变化，如较小的键长使其具有良好的强度和刚度。此外，材料的小尺寸限制了出现某些缺陷的机会，如石墨六角形晶格中的碳 - 碳键是任何固体材料中最强的一种。但在宏观层面上，它们通常失去其独特的性质，例如，石墨在宏观层面上并不是一种独特的材料，因为其碳晶体方向较弱，横向强度迅速降低（Pokropivny et al, 2007）。在金属纳米颗粒中，这种性能得到了极大的增强。

四、纳米材料的分类

纳米材料可以根据其材料、尺寸和来源进行分类。纳米材料有 4 种类型：碳基、无机基、有机基和复合基纳米材料。碳基纳米材料含有碳，具有精确的形态，如空心管、球体等。碳纳米管、富勒烯（碳 60）、石墨烯和碳纳米纤维是碳基纳米材料的好例子（Kumar and Kumbhat, 2016）。无机基纳米材料包括金属和金属氧化物纳米材料。它们包括金属纳米颗粒，如银、金、铜、锌等。以及硅和陶瓷等半导体（Jeevanandam et al, 2018）。有机基纳米材料由有机材料组成，它们主要是树枝状大分子、脂质体、胶束和聚合物纳米颗粒（Jeevanandam et al, 2018）。复合基纳米材料是一种多相纳米材料，与其他大块材料一起具有纳米尺寸形式的单相。复合基纳米材料可以是金属、有机和无机基纳米材料与任何形式的金属、陶瓷或其他大块材料的组合（Jeevanandam et al, 2018）。

根据其尺寸大小，纳米材料可分为四类，即 0D、1D、2D 和 3D。此外，纳米材料根据其来源分为天然纳米材料和合成纳米材料。天然纳米材料在自然界中是通过生物体或人类活动产生的（Sharma et al, 2015）。合成纳米材料是通过机械、化学和生物的方法生产的。

五、纳米材料在医学领域的重要性

基于其独特的性能，纳米材料具有广泛的应用前景。它们被用于电子、环境、能源收集、机械工业、生物修复和医药等方面（Khan et al, 2017; Rizwan et al, 2014）。纳米材料在医学上的引入使医疗实践发生了革命性的变化。它们在癌症治疗、药物传递、生物医学成像、病原体生物检测、DNA 结构探测、组织工程、生物分子纯化和抗细菌感染的纳米治疗等方面有广阔的应用前景（Pantarotto et al, 2003; Salata, 2004）。纳米材料的使用大大降低了植入物排斥的风险，已经观察到在膝关节和髋关节植入物表面制造纳米材料，可以通过刺激成骨细胞减少排斥反应发生的机会（Salata, 2004）。此外，利用体液应用仿生纳米材料，形成强烈的黏附均匀多孔层，这具有良好的生物活性。在医学上，癌症治疗对正常的身体细胞是非常危险的，因为健康的细胞可能会因接触有害的化学物质而受损。纳米颗粒包被的染料降低了损害健康细胞的风险，因为纳米颗粒在本质上具有靶标特异性，并且对健康细胞无针对性。因此，它们正在取代医学上的许多工具和治疗方法。此外，由于纳米材料的靶标特异性而被用于药物传递。在药物传递中，纳米颗粒是理想的材料，因为它们可以进行调整，使药物用于特定的暴露细胞（Cavalcanti et al, 2007）。显然，在药物传递方面，药物也以纳米级配制，并可以进一步用作载体（De Jong and Borm, 2008）。首选可降解的纳米颗粒用于给药，它们可以在不影响内部环境的情况下将药物释放到靶部位（De et al, 2008）。因此，纳米颗粒是一种智能的药物载体分子，现在它们的需求很大。纳米材料被广泛应用于医学成像技术。传统的医学成像技术，如光学成像、计算机断层扫描（CT）、磁共振成像（MRI）、超声波等，有一些不良影响；因此，纳米材料成功地取代了传统的成像材料。纳米颗粒广泛应用于分子成像领域，如金纳米颗粒因其生物相容性和低毒性而获得广泛的关注，因此在 X 线成像中被用作造影剂（Nune et al, 2009）。医学的进步改变了医学科学家的思维方式，新兴技术的引入为传统医学实践提供了一个现代平台。与此同时，药物的设计和管理也以各种方式促进药物的发展。纳米材料由于其精确性和有限的要求，已经非常迅速地取代了传统药物。

六、病原体生物检测

细菌性病原体与食源性感染有关，如沙门菌、大肠杆菌、弯曲杆菌、李斯特菌和霍乱弧菌等，导致了人类和动物的严重疾病（Inbaraj and Chen, 2016）。每年这种食源性病原体都会导致经济和生命的损失（Leonard et al, 2003）。对于食源性病原体的检测，有一些传统的技术，如显微镜检查、测序和免疫分析被工业采用，但这些都耗时、经济、费力，并需要复杂的仪器来检测（Inbaraj and Chen, 2016）。因此，纳米技术在检测病原体方面引起了研究人员的关注。有几种类型的纳米材料，如纳米颗粒、碳纳米管和量子点，已被用于制造检测病原体的生物传感器（Kaittanis et al, 2010）。基于纳米材料的传感设备具有很高的特异性。此外，表面模式技术的实施提供了一种用靶向配体检测病原体的新方法，能够进一步感知食物的毒性（Jain, 2005）（图 10-3）。

七、DNA 结构探测

DNA 的双链结构在本质上是非常复杂的，检测其任何核苷酸或其他局部结构与功能都是非常耗时、经济和不精确的（Murphy, 2001）。然而，也有一些传统的技术，如核磁共振或 X 线晶体学用来检测 DNA，但这些都不那么可靠（Mahtab and Murphy, 2005）。事实上，我们利用了靶向 DNA 探针，这些探针具有光学活性。正如我们所知，纳米材料具有非常

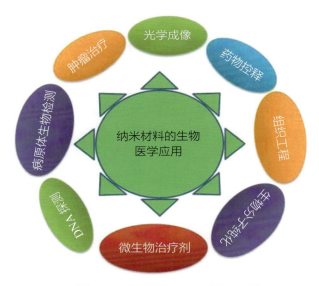

▲ 图 10-3　纳米材料的生物医学应用

好的光学性能，因此，它们可以被引入 DNA 结构分析。最常用的纳米材料是量子点，因为它们在纳米尺寸上表现出非常高的量子约束效应（Murphy and Coffer, 2002）。此外，纳米材料被广泛用于治疗领域，可以治疗许多疾病，如感染、过敏、癌症和糖尿病等（Chen et al, 2013）。它们不断被用于控制导致严重感染的致命病原体，并通过物理、化学和生物方法合成了大量的纳米颗粒。在本文中，我们重点讨论了纳米材料及其作用。

八、纳米材料治疗细菌感染

多重耐药菌与医院获得性感染和院内交叉感染密切相关，在全球范围内造成了高发病率和病死率。在北欧国家、南欧国家、新西兰、澳大利亚、美国部分地区和亚洲国家的医院中，观察到耐甲氧西林金黄色葡萄球菌（MRSA）的暴发（Zinn et al, 2004）。一些研究报道了 2002 年至 2008 年期间，金黄色葡萄球菌对抗氟喹诺酮类、氨基糖苷类、大环内酯类和四环素类抗生素的新趋势（Mainous et al, 2011）。因此，为了控制这类病原体，医务人员正在寻找其他替代品。纳米材料与微生物表现出更好的相互作用，并有助于快速杀伤。纳米颗粒在医学上有大量的应用，本文已经说明了其抗菌性能和对多重耐药菌的应用。纳米材料由于其纳米尺寸和较大的表面积体积比，也是抗生素和其他天然化合物的优良载体。与传统抗生素相比，纳米材料有几个优点。它们是抗生素的良好载体，可以在特定的靶点转运药物，而传统药物由于膜相关限制，很多时候无法进入达到其靶点（Andrade et al, 2013）。因为它们具有穿透表面脂质和促进药物进入细胞内环境的巨大潜力，因此引起了医学研究人员的关注（Huang et al, 2010）。据观察，金纳米颗粒可诱导蛋白质类药物的膜穿透（Huang et al, 2010）。纳米材料与靶向剂一起表现出良好的溶解度、稳定性和生物相容性；它们可以在特定的 pH、光和热条件下进行调节（Wang et al, 2017）。纳米材料对多种细菌都很有效。关于各种金属纳米颗粒及其对各种多重耐药菌的影响已有大量的研究报道。有研究表明，ZnO 纳米颗粒可以抑制金黄色葡萄球菌的生长，而 Ag 纳米颗粒对大肠杆菌和铜绿假单胞菌的具有杀伤活性呈浓度依赖性（Ramalingam et al, 2016）。同样，各种金属纳米颗粒已被用于对抗各种耐药性细菌（表 10-1）。此外，有机纳米颗粒被用作抗耐药性细菌的优良药物载体，通过在精确的靶标上调整抗生素的释放来提高药物的溶解度（表10-2 和表 10-3）。

九、纳米材料抗耐药机制

（一）与细胞壁的相互作用

革兰阴性菌和革兰阳性菌不同的细胞壁结构使它们具有独特的性质，用于不同的目的。细菌的细胞壁就像一个盾牌，可以保护细菌免受大量抗生素和环境条件的影响。因此，破坏细菌的细胞壁是大多数抗生素的主要目标（图 10-4）。在此，我们描述了纳米颗粒介导的破坏机制。革兰阴性菌比革兰阳性菌更容易受到纳米颗粒的影响，因为与革兰阳性菌相比，革兰阴性菌缺乏兼顾的细胞壁结构。根据一些研究和观察，革兰阴性菌的

表 10-1 金属纳米颗粒及其应用				
序　号	金属纳米颗粒名称	作用方式	对抗细菌	参考文献
1	银	产生金属活性氧，破坏细胞壁，改变膜通透性，插入 DNA 之间	酿脓链球菌、凝固酶阴性表皮葡萄球菌、霍乱弧菌、鲍曼不动杆菌、伤寒杆菌、枯草芽孢杆菌、多重耐药大肠杆菌（氨苄西林、四环素和红霉素耐药）、金黄色葡萄球菌（甲氧西林、四环素和红霉素耐药）、粪肠球菌（万古霉素耐药）、藤黄微球菌、铜绿假单胞菌（氨苄西林、氧氟沙星和红霉素耐药）、肺炎克雷伯菌、单核细胞增多李斯特菌、变形杆菌、藤黄微球菌	Dakal et al, 2016; Rai et al, 2012; Franci et al, 2015; Saeb et al, 2014; Esmaeillou et al, 2017; Brown et al, 2012; Otari et al, 2013; Djafari et al, 2016

（续表）

序　号	金属纳米颗粒名称	作用方式	对抗细菌	参考文献
2	金	破坏膜运输，损伤DNA，产生活性氧，灭活酶等	肺炎克雷伯菌（头孢噻肟耐药）、大肠杆菌（头孢噻肟、氨苄西林耐药）、鲍曼不动杆菌（碳青霉烯耐药）、金黄色葡萄球菌（万古霉素、氨苄西林和甲氧西林耐药）、奇异变形杆菌（碳青霉烯耐药）、枯草芽孢杆菌、牛链球菌（卡那霉素耐药）、产气大肠杆菌、表皮葡萄球菌（卡那霉素耐药）等	Shamaila et al, 2016; Huo et al, 2016; Brown et al, 2012; Fayaz et al, 2011; Kuo et al, 2009; Shaker and Shaaban, 2017; Payne et al, 2016; Shaikh et al, 2017
3	铜	破坏细胞壁，改变膜运输，产生活性氧，灭活酶等	大肠杆菌、铜绿假单胞菌（甲氧西林和多重耐药）（甲氧西林耐药）和枯草芽孢杆菌	Yoon et al, 2007; Chatterjee et al, 2014; Kruk et al, 2015; Zhang et al, 2015
4	铋	破坏生物膜胞外多糖，破坏细胞壁	变异链球菌	Hernandez-Delgadillo et al, 2012
5	掺铈的二氧化钛	裂解细胞包膜，损伤细胞膜	大肠杆菌	Lee et al, 2014
6	镉	抑制生物膜	大肠杆菌	Dhanabalan and Gurunathan, 2015
7	钇	生物膜抑制剂	金黄色葡萄球菌和大肠杆菌	Lellouche et al, 2012
8	硒	破坏细菌细胞壁	大肠杆菌（多重耐药）和金黄色葡萄球菌（多重耐药）	Huang et al, 2017

细胞壁含有更多的阴离子表面结构域，在性质上更不均匀。它们为纳米颗粒提供了比革兰阳性菌更好的黏附位点。因此，暴露的细胞比革兰阳性菌更容易受到纳米颗粒介导的毒性损伤。耐药性细菌是一个主要的公共卫生问题。缺乏新的抗生素迫使医务人员不得不在他们的实践中引入替代抗生素。总之，纳米材料已被引入医疗实践，以挑战耐药性细菌。

序　号	金属氧化物纳米颗粒	机　制	细　菌	参考文献
		表 10-2　金属氧化物及其对病原菌的影响		
1	二氧化钛	蛋白质失活	大肠杆菌（多重耐药）和金黄色葡萄球菌（甲氧西林耐药）	Roy et al, 2010; Li et al, 2012
2	氧化镍	产生活性氧，增强细胞渗透性	金黄色葡萄球菌、肺炎链球菌	Khashan et al, 2016
3	氧化铝	破坏细胞膜，产生活性氧	金黄色葡萄球菌、大肠杆菌	Ansari et al, 2013
4	四氧化三铁	抑制电解质运输，产生活性氧	大肠杆菌、铜绿假单胞菌、金黄色葡萄球菌（多重耐药）	Chaurasia et al, 2016
5	氧化锌	产生活性氧，破坏细胞膜，灭活 β-内酰胺酶（GAL）（灭活活性氧）	肺炎克雷伯菌（氨苄西林和羧苄西林耐药）、霍乱弧菌、大肠杆菌和金黄色葡萄球菌（甲氧西林耐药）	Cha et al, 2015; Reddy et al, 2014; Nagvenkar et al, 2016; Sarwar et al, 2016
6	氧化铜	抗生物膜功效	铜绿假单胞菌、金黄色葡萄球菌（甲氧西林耐药）	Zhang et al, 2015; Kruk et al, 2015
7	氧化镁			

（二）纳米材料介导活性氧生成

纳米材料还被用于生成活性氧（ROS），如羟基自由基、过氧化氢和超氧自由基（Hemeg, 2017）。这些 ROS 通过抑制复制、抑制氨基酸合成、破坏细胞膜的通透性、限制其氧化磷酸化和脂质过氧化来破坏细胞膜，参与对 DNA 的损伤（Hemeg, 2017）。据观察，银纳米颗粒参与了羟基自由基的形成，而锌和氧化钛纳米颗粒参与了过氧化氢的形成（Sirelkhatim et al, 2015; Wong et al, 2015）（图 10-4）。还观察到，在正常条件下，暴露于纳米材料时 ROS 的生成增加。ROS 的主要作用是破坏细胞膜通透性的平衡。ROS 还可以通过抑制周质膜的酶活性，造成细胞形态学和其他生理功能的异常（Padmavathy and Vijayaraghavan, 2011）。各种研究已经说明了纳米材料在 ROS 生成中的作用及其对耐药性细菌的影响，如金属氧化物石墨烯可导致 MRSA（耐甲氧西林金黄色葡萄球菌）的死亡（Jankauskaite et al, 2016）。

表 10-3　纳米材料作为药物载体

序　号	载体名称	作　用	对抗细菌	参考文献
1	脂质体纳米颗粒（含庆大霉素和多黏菌素 B 的脂质体）	通过与细菌膜融合释放药物	肺炎克雷伯菌、铜绿假单胞菌	Schiffelers et al, 2001; Omri et al, 2002
2	脂球纳米颗粒（含利福平、异烟肼和吡嗪酰胺的硬脂酸），含妥布霉素的硬脂酸	保护药物免受光化学和氧化降解，提高扩散率	结核分枝杆菌和铜绿假单胞菌	Pandey et al, 2016; Cavalli et al, 2002
3	多聚纳米囊 -（D, L- 交酯）（含利福平的聚乳酸纳米球），含环丙沙星的纳米球糖基化聚丙烯酸酯纳米颗粒	延长药物生物活性	金黄色葡萄球菌和结核分枝杆菌	Tyagi et al, 2005; Turos et al, 2007
4	树枝状大分子 - 聚酰胺与那氧沙星	与细菌的高度亲和力使药物到达特定位点	抗多种细菌	Cheng et al, 2007
5	含庆大霉素的介孔二氧化硅纳米颗粒	抗生素治疗后巨噬细胞感染炎症相关基因下调	金黄色葡萄球菌	Yang et al, 2018
6	含万古霉素的壳聚糖纳米颗粒	促进抗生素扩散	金黄色葡萄球菌	Pei et al, 2017

（三）细胞膜的破坏

据观察，许多金属纳米颗粒在细胞膜上释放出其金属离子，并最终导致对细胞的损伤。银和锌纳米颗粒通过释放金属离子表现出抗菌活性，并进一步与酶的巯基对细胞组分发生反应，使其功能失调（Dakal et al, 2016）。

（四）扰乱电子传输

纳米材料的基本特性被用来作为对抗病原体的分子工具。纳米材料可以通过干扰细菌的膜通透性和抑制溶质的跨膜运输而导致细菌死亡。除此之外，还观察到银纳米颗粒在膜结合的呼吸酶中产生干扰，并限制外排泵的运输，最终导致细胞死亡（Allaker, 2010）。

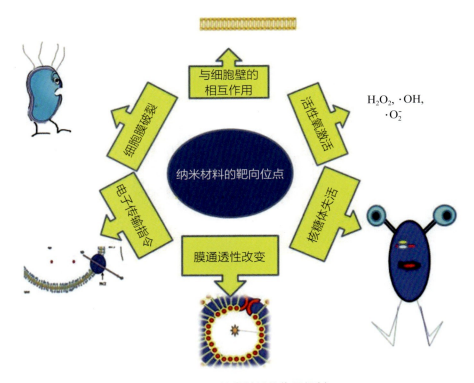

▲ 图 10-4　纳米材料的作用机制

（五）细胞膜通透性的改变

银纳米颗粒和聚乙烯醇涂层锌氧化物增加了细胞膜的通透性，最终导致细胞死亡（Dakal et al, 2016）。银纳米颗粒还参与阻碍电化学质子梯度，改变通透性，它们抑制电子传递链，阻断细胞运输（Pelgrift and Friedman, 2013）。

（六）细胞包膜渗透和核糖体不稳定

纳米颗粒也通过穿透细胞被膜来破坏核糖体。研究发现，氯化铯纳米颗粒的表面电荷会影响溶质的内化过程和亚细胞定位，从而导致细胞损伤（Ali et al, 2016）。降低 pH 值也会促进细胞死亡，从而增强 MgF_2 纳米颗粒的膜电位（Lellouche et al, 2012）。银纳米颗粒与核糖体 30S 亚基的损伤有关，从而阻碍蛋白质翻译过程（Durán et al, 2016）。虽然纳米材料表现出优异的光学、电学和生物等性能，但由于其缺点，应用仍受到限制。有时观察到它们对哺乳动物细胞产生一些毒性作用，损害肾脏、肝脏和心脏组织（Kumar et al, 2017）。Fe_2O_3 纳米颗粒干扰了细胞的凝血周期，并可通过线粒体吸收，从而进一步干扰了 DNA 功能，导致突变（Jeng and Swanson, 2006）。因此，还需要更深入地去了解纳米材料，并报以极大的希望和信心，避免任何不利于人类的情况。

参考文献

[1] Alagarasi A (2011) Introduction to nanomaterials. National Center for Environmental Research. Conference on Production Engineering, August 26-29, 1974, Tokyo, pp 18-23

[2] Ali Z, Sharma PK, Warsi MH (2016) Fabrication and evaluation of ketorolac loaded cubosome for ocular drug delivery. J Appl Pharm Sci 6(9):204-208

[3] Allaker RP (2010) The use of nanoparticles to control oral biofilm formation. J Dent Res 89(11):1175-1186

[4] Andrade F, Rafael D, Videira M, Ferreira D, Sosnik A, Sarmento B (2013) Nanotechnology and pulmonary delivery to overcome resistance in infectious diseases. Adv Drug Deliv Rev 65(13-14):1816-1827

[5] Ansari MA, Khan HM, Khan AA, Pal R, Cameotra SS (2013) Antibacterial potential of Al 2 O 3 nanoparticles against multidrug resistance strains of Staphylococcus aureus isolated from skin exudates. J Nanopart Res 15(10):1970

[6] Brown AN, Smith K, Samuels TA, Lu J, Obare SO, Scott ME (2012) Nanoparticles functionalized with ampicillin destroy multiple-antibiotic-resistant isolates of Pseudomonas aeruginosa and Enterobacter aerogenes and methicillin-resistant Staphylococcus aureus. 78(8):2768-2774

[7] Cavalcanti A, Shirinzadeh B, Freitas RA Jr, Hogg T (2007) Nanorobot architecture for medical target identification. Nanotechnology 19(1):015103

[8] Cavalli R, Gasco MR, Chetoni P, Burgalassi S, Saettone MF (2002) Solid lipid nanoparticles (SLN) as ocular delivery system for tobramycin. Int J Pharm 238(1-2):241-245

[9] Cha SH, Hong J, McGuffie M, Yeom B, VanEpps JS, Kotov NA (2015) Shape-dependent biomimetic inhibition of enzyme by nanoparticles and their antibacterial activity. ACS Nano 9(9):9097-9105

[10] Chatterjee AK, Chakraborty R, Basu T (2014) Mechanism of antibacterial activity of copper nanoparticles. Nanotechnology 25(13):135101

[11] Chaurasia AK, Thorat ND, Tandon A, Kim JH, Park SH, Kim KK (2016) Coupling of radiofrequency with magnetic nanoparticles treatment as an alternative physical antibacterial strategy against multiple drug resistant bacteria. Sci Rep 6:33662

[12] Chen YC, Huang XC, Luo YL, Chang YC, Hsieh YZ, Hsu HY (2013) Non-metallic nanomaterials in cancer theranostics: a review of silica- and carbon-based drug delivery systems. Sci Technol Adv Mater 14:44407. https://doi.org/10.1088/1468-6996/14/4/044407

[13] Cheng Y, Qu H, Ma M, Xu Z, Xu P, Fang Y, Xu T (2007) Polyamidoamine (PAMAM) dendrimers as biocompatible carriers of quinolone antimicrobials: an in vitro study. Eur J Med Chem 42(7):1032-1038

[14] Dakal TC, Kumar A, Majumdar RS, Yadav V (2016) Mechanistic basis of antimicrobial actions of silver nanoparticles. Front Microbiol 7:1831

[15] De Jong WH, Borm PJ (2008) Drug delivery and nanoparticles:applications and hazards. Int J Nanomedicine 3(2):133-149

[16] Devasahayam G, Scheld WM, Hoffman PS (2010) Newer antibacterial drugs for a new century. Expert Opin Investig Drugs 19(2):215-234

[17] Dhanabalan K, Gurunathan K (2015) Microemulsion mediated synthesis and characterization of CdS nanoparticles and its anti-biofilm efficacy against Escherichia coli ATCC 25922. J Nanosci Nanotechnol 15(6):4200-4204

[18] Djafari J, Marinho C, Santos T, Igrejas G, Torres C, Capelo JL, Poeta P, Lodeiro C, Fernández-Lodeiro J (2016) New synthesis of gold-and silver-based nano-tetracycline composites. ChemistryOpen 5(3):206-212

[19] Durán N, Durán M, de Jesus MB, Seabra AB, Fávaro WJ, Nakazato G (2016) Silver nanoparticles: a new view on mechanistic aspects on antimicrobial activity. Nanomedicine 12(3):789-799

[20] Esmaeillou M, Zarrini G, Rezaee MA (2017) Vancomycin capped with silver nanoparticles as an antibacterial agent against multi-drug resistance Bacteria. Adv Pharm Bull 7(3):479

[21] Fayaz AM, Girilal M, Mahdy SA, Somsundar SS, Venkatesan R, Kalaichelvan PT (2011) Vancomycin bound biogenic gold nanoparticles: a different perspective for development of anti VRSA agents. Process Biochem

46(3):636-641

[22] Franci G, Falanga A, Galdiero S, Palomba L, Rai M, Morelli G, Galdiero M (2015) Silver nanopar ticles as potential antibacterial agents. Molecules 20(5):8856-8874

[23] Gupta A, Mumtaz S, Li CH, Hussain I, Rotello VM (2019) Combatting antibiotic-resistant bacteria using nanomaterials. Chem Soc Rev 48(2):415-427

[24] Hemeg HA (2017) Nanomaterials for alternative antibacterial therapy. Int J Nanomedicine 12:8211

[25] Hernandez-Delgadillo R, Velasco-Arias D, Diaz D, Arevalo-Niño K, Garza-Enriquez M, De la Garza-Ramos MA, Cabral-Romero C (2012) Zerovalent bismuth nanoparticles inhibit Streptococcus mutans growth and formation of biofilm. Int J Nanomedicine 7:2109

[26] Huang Y, Yu F, Park YS, Wang J, Shin MC, Chung HS, Yang VC (2010) Co-administration of protein drugs with gold nanoparticles to enable percutaneous delivery. Biomaterials 31(34):9086-9091

[27] Huang N, Chen X, Zhu X, Xu M, Liu J (2017) Ruthenium complexes/polypeptide self-assembled nanoparticles for identification of bacterial infection and targeted antibacterial research. Biomaterials 141:296-313

[28] Huo S, Jiang Y, Gupta A, Jiang Z, Landis RF, Hou S, Liang XJ, Rotello VM (2016) Fully zwitter ionic nanoparticle antimicrobial agents through tuning of core size and ligand structure. ACS Nano 10(9):8732-8737

[29] Inbaraj BS, Chen BH (2016) Nanomaterial-based sensors for detection of foodborne bacterial pathogens and toxins as well as pork adulteration in meat products. J Food Drug Anal 24(1):15-28

[30] Jain KK (2005) Nanotechnology in clinical laboratory diagnostics. Clin Chim Acta 358(1-2):37-54

[31] Jankauskaitь V, Vitkauskienь A, Lazauskas A, Baltrusaitis J, Prosyьevas I, Andruleviьius M (2016) Bactericidal effect of graphene oxide/Cu/Ag nanoderivatives against Escherichia coli, Pseudomonas aeruginosa, Klebsiella pneumoniae, Staphylococcus aureus and Methicillin resistant Staphylococcus aureus. Int J Pharm 511(1):90-97

[32] Jeevanandam J, Barhoum A, Chan YS, Dufresne A, Danquah MK (2018) Review on nanoparticles and nanostructured materials: history, sources, toxicity and regulations. Beilstein J Nanotechnol 9(1):1050-1074

[33] Jeng HA, Swanson J (2006) Toxicity of metal oxide nanoparticles in mammalian cells. J Environ Sci Health A 41(12):2699-2711

[34] Kaittanis C, Santra S, Perez JM (2010) Emerging nanotechnology-based strategies for the identification of microbial pathogenesis. Adv Drug Deliv Rev 62(4-5):408-423

[35] Khan I, Saeed K, Khan I (2017) Nanoparticles: properties, applications and toxicities. Arab J Chem 5:1-23

[36] Khashan KS, Sulaiman GM, Ameer A, Kareem FA, Napolitano G (2016) Synthesis, characteriza tion and antibacterial activity of colloidal NiO nanoparticles. Pak J Pharm Sci 29(2):541-546

[37] Kruk T, Szczepanowicz K, Stefańska J, Socha RP, Warszyński P (2015) Synthesis and antimicrobial activity of monodisperse copper nanoparticles. Colloids Surf B: Biointerfaces 128:17-22

[38] Kumar N, Kumbhat S (2016. Carbon-Based Nanomaterials) Essentials in nanoscience and nanotechnology. Wiley, Hoboken, pp 189-236

[39] Kumar V, Sharma N, Maitra SS (2017) In vitro and in vivo toxicity assessment of nanoparticles. Int Nano Lett 7(4):243-256

[40] Kumar M, Curtis A, Hoskins C (2018) Application of nanoparticle technologies in the combat against anti-microbial resistance. Pharmaceutics 10(1):11

[41] Kuo WS, Chang CN, Chang YT, Yeh CS (2009) Antimicrobial gold nanorods with dual-modality photodynamic inactivation and hyperthermia. Chem Commun 32:4853-4855

[42] Lee JH, Kim YG, Cho MH, Lee J (2014) ZnO nanoparticles inhibit Pseudomonas aeruginosa biofilm formation and virulence factor production. Microbiol Res 169(12):888-896

[43] Lellouche J, Friedman A, Gedanken A, Banin E (2012) Antibacterial and antibiofilm properties of yttrium fluoride nanoparticles. Int J Nanomedicine 7:5611

[44] Leonard P, Hearty S, Brennan J, Dunne L, Quinn J, Chakraborty T, O'Kennedy R (2003) Advances in biosensors for detection of pathogens in food and water. Enzym Microb Technol 32(1):3-13

[45] Li Y, Zhang W, Niu J, Chen Y (2012) Mechanism of photogenerated reactive oxygen species and correlation

with the antibacterial properties of engineered metal-oxide nanoparticles. ACS Nano 6(6):5164-5173

[46] Mahtab R, Murphy CJ (2005) Probing DNA structure with nanoparticles. In: Nanobiotechnology protocols. Humana Press, Totowa, pp 179-190

[47] Mainous AG III, Diaz VA, Matheson EM, Gregorie SH, Hueston WJ (2011) Trends in hospitalizations with antibiotic-resistant infections: US, 1997-2006. Public Health Rep 126(3):354-360

[48] Murphy CJ (2001) Photophysical probes of DNA sequence-directed structure and dynamics. Adv Photochem 26:145-218

[49] Murphy CJ, Coffer JL (2002) Quantum dots: a primer. Appl Spectrosc 56(1):16A-27A

[50] Nagvenkar AP, Deokar A, Perelshtein I, Gedanken A (2016) A one-step sonochemical synthesis of stable ZnO-PVA nanocolloid as a potential biocidal agent. J Mater Chem B 4(12):21

[51] Nune SK, Gunda P, Thallapally PK, Lin YY, Forrest ML, Berkland CJ (2009) Nanoparticles for biomedical imaging. Expert Opin Drug Deliv 6(11):1175-1194

[52] Omri A, Suntres ZE, Shek PN (2002) Enhanced activity of liposomal polymyxin B against Pseudomonas aeruginosa in a rat model of lung infection. Biochem Pharmacol 64(9):1407-1413

[53] Otari SV, Patil RM, Waghmare SR, Ghosh SJ, Pawar SH (2013) A novel microbial synthesis of catalytically active Ag-alginate biohydrogel and its antimicrobial activity. Dalton Trans 42(27):9966-9975

[54] Padmavathy N, Vijayaraghavan R (2011) Interaction of ZnO nanoparticles with microbes—a physio and biochemical assay. J Biomed Nanotechnol 7(6):813-822

[55] Pantarotto D, Partidos CD, Hoebeke J, Brown F, Kramer ED, Briand JP, Muller S, Prato M, Bianco A (2003) Immunization with peptide-functionalized carbon nanotubes enhances virus-specific neutralizing antibody responses. Chem Biol 10(10):961-966

[56] Payne JN, Waghwani HK, Connor MG, Hamilton W, Tockstein S, Moolani H et al (2016) Novel synthesis of kanamycin conjugated gold nanoparticles with potent antibacterial activity. Front Microbiol 7:607. https://doi.org/10.3389/fmicb.2016.00607

[57] Pei Y, Mohamed MF, Seleem MN, Yeo Y (2017) Particle engineering for intracellular delivery of vancomycin to methicillin-resistant Staphylococcus aureus (MRSA)-infected macrophages. J Control Release 267:133-143

[58] Pelgrift RY, Friedman AJ (2013) Nanotechnology as a therapeutic tool to combat microbial resis tance. Adv Drug Deliv Rev 65(13-14):1803-1815

[59] Pokropivny VV, Skorokhod VV (2007) Classification of nanostructures by dimensionality and concept of surface forms engineering in nanomaterial science. Mater Sci Eng C 27(5-8):990-993

[60] Pokropivny V, Lohmus R, Hussainova I, Pokropivny A, Vlassov S (2007) Introduction to nanomaterials and nanotechnology. Tartu University Press, Ukraine, pp 45-100

[61] Rai MK, Deshmukh SD, Ingle AP, Gade AK (2012) Silver nanoparticles: the powerful nanoweapon against multidrug-resistant bacteria. J Appl Microbiol 112(5):841-852

[62] Ramalingam B, Parandhaman T, Das SK (2016) Antibacterial effects of biosynthesized silver nanoparticles on surface ultrastructure and nanomechanical properties of gram-negative bacteria viz. Escherichia coli and Pseudomonas aeruginosa. ACS Appl Mater Interfaces 8(7):4963-4976

[63] Reddy LS, Nisha MM, Joice M, Shilpa PN (2014) Antimicrobial activity of zinc oxide (ZnO) nanoparticle against Klebsiella pneumoniae. Pharm Biol 52(11):1388-1397

[64] Rizwan M, Singh M, Mitra CK, Morve RK (2014) Ecofriendly application of nanomaterials: nano-bioremediation. J Nanopart 2014:7

[65] Roy AS, Parveen A, Koppalkar AR, Prasad MA (2010) Effect of nano-titanium dioxide with different antibiotics against methicillin-resistant Staphylococcus aureus. J Biomat Nanobiotechnol 1(01):37

[66] Saeb A, Alshammari AS, Al-Brahim H, Al-Rubeaan KA (2014) Production of silver nanoparticles with strong and stable antimicrobial activity against highly pathogenic and multidrug resistant bacteria. Sci World J 2014:704708

[67] Salata OV (2004) Applications of nanoparticles in biology and medicine. J Nanobiotechnol 2(1):3

[68] Sarwar S, Chakraborti S, Bera S, Sheikh IA, Hoque KM, Chakrabarti P (2016) The antimicrobial activity of ZnO nanoparticles against Vibrio cholerae: variation in response depends on biotype. Nanomedicine

12(6):1499-1509

[69] Schiffelers R, Storm G, Bakker-Woudenberg I (2001) Liposome-encapsulated aminoglycosides in pre-clinical and clinical studies. J Antimicrob Chemother 48(3):333-344

[70] Shaikh S, Rizvi SMD, Shakil S, Hussain T, Alshammari TM, Ahmad W, Tabrez S, Al-Qahtani MH, Abuzenadah AM (2017) Synthesis and characterization of cefotaxime conjugated gold nanoparticles and their use to target drug-resistant CTX-M-producing bacterial pathogens. J Cell Biochem 118(9):2802-2808

[71] Shaker MA, Shaaban MI (2017) Formulation of carbapenems loaded gold nanoparticles to combat multi-antibiotic bacterial resistance: in vitro antibacterial study. Int J Pharm 525(1):71-84

[72] Shamaila S, Zafar N, Riaz S, Sharif R, Nazir J, Naseem S (2016) Gold nanoparticles: an efficient antimicrobial agent against enteric bacterial human pathogen. Nano 6(4):71

[73] Sharma VK, Filip J, Zboril R, Varma RS (2015) Natural inorganic nanoparticles-formation, fate, and toxicity in the environment. Chem Soc Rev 44(23):8410-8423

[74] Sirelkhatim A, Mahmud S, Seeni A, Kaus NHM, Ann LC, Bakhori SKM, Hasan H, Mohamad D (2015) Review on zinc oxide nanoparticles: antibacterial activity and toxicity mechanism. Nano-Micro Lett 7(3): 219-242

[75] Spellberg B, Guidos R, Gilbert D, Bradley J, Boucher HW, Scheld WM, Bartlett JG, Edwards J Jr, Infectious Diseases Society of America (2008) The epidemic of antibiotic-resistant infections: a call to action for the medical community from the Infectious Diseases Society of America. Clin Infect Dis 46(2):155-164

[76] Taniguchi N, Arakawa C, Kobayashi T (1974) On the basic concept of 'nano-technology'. In: Proceedings of the international conference on Production Engineering, 1974-8. vol 2, pp 18-23

[77] Turos E, Shim JY, Wang Y, Greenhalgh K, Reddy GSK, Dickey S, Lim DV (2007) Antibiotic conjugated polyacrylate nanoparticles: new opportunities for development of anti-MRSA agents. Bioorg Med Chem Lett 17(1):53-56

[78] Tyagi R, Lala S, Verma AK, Nandy AK, Mahato SB, Maitra A, Basu MK (2005) Targeted delivery of arjunglucoside I using surface hydrophilic and hydrophobic nanocarriers to combat experimental leishmaniasis. J Drug Target 13(3):161-171

[79] Vajtai R (Ed.) (2013) Springer handbook of nanomaterials. Springer Science & Business Media

[80] Wang Z, Dong K, Liu Z, Zhang Y, Chen Z, Sun H, Ren J, Qu X (2017) Activation of biologically relevant levels of reactive oxygen species by Au/g-C3N4 hybrid nanozyme for bacteria killing and wound disinfection. Biomaterials 113:145-157

[81] Wong MS, Chen CW, Hsieh CC, Hung SC, Sun DS, Chang HH (2015) Antibacterial property of Ag nanoparticle-impregnated N-doped titania films under visible light. Sci Rep 5:11978

[82] World Health Organization Global Priority List of Antibiotic-Resistant Bacteria to Guide Research (2017) Discovery, and development of new antibiotics. Accessed 8 Dec 2017. Available online:http:// www.who.int/ medicines/publications/global-priority-list-antibiotic-resistant-bacteria/en/

[83] Yang S, Han X, Yang Y, Qiao H, Yu Z, Liu Y, Wang J, Tang T (2018) Bacteria-targeting nanoparticles with microenvironment-responsive antibiotic release to eliminate intracellular Staphylococcus aureus and associated infection. ACS Appl Mater Interfaces 10(17):14299-14311

[84] Yoon KY, Byeon JH, Park JH, Hwang J (2007) Susceptibility constants of Escherichia coli and Bacillus subtilis to silver and copper nanoparticles. Sci Total Environ 373(2-3):572-575

[85] Zhang Y, Zhu P, Li G, Wang W, Chen L, Lu DD, Sun R, Zhou F, Wong C (2015) Highly stable and re-dispersible nano Cu hydrosols with sensitively size-dependent catalytic and antibacterial activities. Nanoscale 7(32):13775-13783

[86] Zinn CS, Westh H, Rosdahl V, T. and Sarisa Study Group (2004) An international multicenter study of antimicrobial resistance and typing of hospital Staphylococcus aureus isolates from 21 laboratories in 19 countries or states. Microb Drug Resist 10(2):160-168

第 11 章　噬菌体：控制耐药性细菌的新希望

Bacteriophage: A New Hope for the Control of Antibiotic-Resistant Bacteria

摘要

青霉素的发现已经取代了所有传统的化疗药物，并为了限制感染增加了对它的依赖。但医学界对抗生素的依赖已经被耐药性细菌所抵消。耐药性细菌的出现是医疗实践滥用抗生素的结果，这使我们走向了前抗生素时代的边缘。由于缺乏有效的新抗生素，现代医学受到多重耐药（MDR）细菌的严重威胁。尽管现代医学已经采用了许多新的替代品，但由于药物动力学不佳，它们并没有像救命抗生素那样获得成功。噬菌体治疗因其具有宿主特异性和自我复制性、经济高效和生态友好等特点而受到研究人员的重视。事实上，噬菌体治疗自 20 世纪以来就开始使用了，但由于抗生素的发现和噬菌体治疗药代动力学信息的缺乏导致了噬菌体治疗的使用下降。在此，我们将重点放在噬菌体治疗上。

微生物是对人类群体最普遍的威胁。人类每天都会遇到大量的微生物，它们通过逃逸和造成疾病来挑战人类的防御机制。引入具有明确药代动力学的抗生素，加之对公共卫生更深刻的认识，已经彻底改变了传统医疗实践（Lin et al, 2017）。1900 年，伤寒、猩红热、百日咳、霍乱、肺结核、鼠疫、白喉和梅毒等细菌感染将人们预期寿命限制在 48 岁以内（Yoshikawa, 2002）。抗生素的应用提高了人类的生存率，并迅速成为临床医生的首选。但抗生素不规律和间歇性地快速消耗，导致了耐药性细菌的出现。耐药性细菌的出现和传播是全球关注的一个主要问题（Frieden, 2013）。20 世纪 80 年代之后，新抗生素的发现不足改变了现代医学的格局。尽管人们对抗生素的认识不断增强，并为发现新的抗生素而不懈努力，但仍然没有新药可以作为对抗耐药性细菌的最后手段（Hughes, 2011）。在这方面，经济因素是发现新抗生素背后的主要限制因素（Nathan and Goldberg, 2005）。美国疾病控制与预防中心和世界卫生组织都宣布回归前抗生素时代，这是全球无可争议的重大健康危害风险（CDC, 2017; WHO, 2017）。根据一项研究，在美国，单独耐甲氧西林金黄色葡萄球菌（MRSA）导致的死亡，高于艾滋病和结核病共同导致的死亡。万古霉素和碳青霉烯类分别是治疗革兰阳性菌和革兰阴性菌的最后手段。但是，2000 年耐碳青霉烯类肺炎克雷伯菌的出现使医学界陷入困境（CDC, 2013）。2016 年 9 月 21 日起，联合国大会开始讨论和解决耐药性相关问题（UN, 2017）。会议以回顾噬菌体治疗及其预防和改进的药代动力学而结束。

一、噬菌体的特性

噬菌体就像植物和动物病毒一样，有一个共同的生态位。噬菌体的形态有杆状、丝状或球状，有或没有尾部（Orlova, 2012）。大多数是球状或近似球形的；它们有头部、颈环和尾部。进化的噬菌体一般都伴有尾部纤维。噬菌体的基本结构是衣壳，基因组被包裹在内。大多数噬菌体以 dsDNA 作为核酸，DNA 的长度可以根据大小而变化。大多数病毒粒子携带多面体或二十面体的头部或衣壳，以保护其核酸（Orlova, 2012）。衣壳由一个或多个蛋白质拷贝组成。颈环是用来连接头尾的，在 DNA 包装成衣壳、进入宿主和组装过程中起着至关重要的作用。尾部是将 DNA 从噬菌体运送到宿主的通道。尾部可能是小的或大的，便于在感染时附着于宿主。虽然噬菌体很简单，但对控制多重耐药非常有用（Orlova, 2012）。

二、噬菌体治疗史

噬菌体的治疗特性最初是由来自印度亚穆纳河和恒河的 Ernest Hanbury Hankin 探索的。在印度，人们坚信通过在圣河恒河和亚穆纳河洗澡可以治愈与皮肤相关的问题。Hankin 进一步探究了这一过程背后的科学原因，他宣称恒河和亚穆纳河的水含有一些可以破坏霍乱病原体的生物制剂。他观察到这种生物制剂可以通过滤膜（Hankin, 1896）。1915 年，Twort 观察到有一种与微球菌分离物相关的可过滤物质，可以消化细菌菌落（Twort, 1915）。2 年后，D' Herelle 在对细菌性痢疾的研究中独立地描述了类似的发现。他从志贺菌病患者的粪便样本中分离出了这种物质，并把它们称为抗志贺菌剂（D' Herelle, 1917）。D' Herelle 继续了他对噬菌体的研究，而 Twort 由于缺乏资金中止了研究。经过几次实验，D' Herelle 将噬菌体引入临床医学。他还静脉注射了噬菌体，尽管其形态结构和其他性质尚不清楚（D' Herelle, 1931）。噬菌体是活的还是死的是有争议的。在 1925 年初，Border 和 Bail 描述了在细菌内部可以繁殖，而在宿主外部则死亡（Border, 1925）。最终 Frank 描述了噬菌体的病毒性质，Schlesinger 发现了其生化性质（Sankaran，2010）。电子显微镜的发明使 Helmut Ruska 能够揭示噬菌体的结构，2 年后，他描述了噬菌体的生物学（Ruska，1940）特性。正如我们所知噬菌体治疗广泛存在于欧洲国家；然而，它在西方国家的可信度面临着一些挑战。自那以来，耐药性细菌的出现已经使西方临床医生的注意力转向了噬菌体治疗，而如今噬菌体治疗在全球全面展开。

三、噬菌体治疗的分歧

噬菌体治疗从一开始就是一个有争议的问题，关于这种生物疗法的分歧是关于生物特性、药代动力学和药效学的信息不足。有充分的文献证明，噬菌体治疗的历史充满了政治、挫折、冲突和对病史上其他药物的疏忽。尽管存在这些矛盾的问题，D' Herelle 继续对噬菌体进行研究，并与波兰的 George Eliava 在格鲁吉亚第比利斯建立了一个研究噬菌体和噬菌体治疗的研究所（Myelnikov，2018; Smith and Huggins，1982，1983）。在发现抗生素后，噬菌体治疗被西方国家放弃，但在波兰、俄罗斯和格鲁吉亚坚持了下来（Häusler，2006; Myelnikov，2018）。在过去的几十年里，由于耐药性细菌的出现，西方国家已经改变了他们对噬菌体治疗的看法。现在，它在美国的医疗实践中得到了广泛的认可。

四、为什么医学研究人员要寻找噬菌体

噬菌体治疗在 20 世纪初风靡一时，被誉为理想的宿主控制剂，但其临床结果与药代动力学相矛盾。尽管，噬菌体治疗在西欧和苏联很受欢迎，但在美国并不盛行。早期，噬菌体治疗的失败伴随着对噬菌体生物学及其应用的严重低估。1932 年，一名医疗卫生官员提出了问题，对噬菌体治疗的实验观察、临床应用控制不佳和商业层面的应用产生抵触，坚决放弃了噬菌体治疗。由于所有这些问题，噬菌体治疗被拒绝纳入医疗实践（Larckum，1932）。

此外，抗生素的发现加剧了对噬菌体治疗的排斥。然而，耐药性细菌最终迫使医疗从业人员重新引入噬菌体治疗。事实上，噬菌体治疗与抗生素相比还有一些优势，如精确性和自我复制，这些都有助于这种疗法的回归。此外，我们还利用 16s rRNA 测序、实时 PCR 和激光诱导击穿光谱学等复杂技术，对噬菌体的潜在宿主进行了研究（Espy et al, 2006; Rhoads et al, 2012; Mohaidat et al, 2012）。这些复杂技术的发明极大地消除了关于身体环境对噬菌体有效性的不确定性。此外，对噬菌体的进一步研究揭示了其生物医学影响、特异性和限制二次损伤作用（Keen，2012）。然而，噬菌体治疗对人类个体的不良反应非常罕见，已经有一些研究探讨了噬菌体与宿主的相互作用（Bruttin and Brussow，2005; Rhoads et al, 2009）。

噬菌体治疗已经开始传播，这是由于认识的提高对药代动力学知识的进一步探索，以及对增殖和感染率问题的关心（Cairns et al, 2009）。此外，生产、营销和分销问题也得到探索和改进（Lu and Koeris, 2011）。事实上，已有的数据库可以提高对噬菌体的理解，使噬菌体治疗更加广泛地适用于临床环境。除此之外，它还有助于寻找合适的病原。相反，一些反对者强烈质疑噬菌体治疗在大规模试验中不具有确切的活力。实际上，大多数关于噬菌体治疗的研究都是在动物身上进行的，并没有遵循西方的策略（Smith et al, 1987; Biswas et al, 2002; Hawkins et al, 2010）。尽管噬菌体治疗在东欧取得了巨大的成就，但也有人指责它没有充分遵循西方的标准。在不断的争论中，噬菌体治疗已经蓬勃发展。据记载，1963 年在格鲁吉亚第比利斯对 3 万多名儿童进行了一项研究。有记录表明，接受噬菌体药丸剂量比无效对照显著减少了痢疾的发生（Sulakvelidze et al, 2001）。1983 年，通过噬菌体治疗控制了耐药感染，成功率高达 92.4%（Slopek et al, 1987）。最近，在 2009 年开展了一项双盲期临床研究，揭示了噬菌体治疗在控制慢性耐抗生素耳部感染方面是安全有效的（Wright et al, 2009）。此外，对噬菌体治疗的研究表明，噬菌体是未来对抗西药耐药菌的潜在药物（Merril et al, 2003; Kropinksi, 2006; Abedon et al, 2011）。西方世界对噬菌体治疗的兴趣日益浓厚，已经导致了一些关于其安全性和有效性的人体临床试验（Stone, 2002; Merril et al, 2003; Matsuzuki et al, 2005; Harper and Enright, 2011）。这些安全性试验包括葡萄球菌噬菌体裂解物（SPL）和鸡尾酒对铜绿假单胞菌、大肠杆菌和金黄色葡萄球菌的作用（Merril et al, 2003）。在口服、静脉、鼻内和局部给药时观察到轻微的不良反应（Kutateladze and Adamia, 2010）；到 20 世纪初，许可人类使用。为了进一步了解信息，瑞士进行了一项关于噬菌体安全问题的研究，该研究表明，噬菌体用于大肠杆菌、铜绿假单胞菌和金黄色葡萄球菌时没有安全性问题（Bruttin and Brussow, 2005）。根据一份报告，患者长期患有极度耐药鲍曼不动杆菌感染，他接受了来自得克萨斯大学 A&M 噬菌体技术中心、海军医学研究中心和生物技术公司 AmpliPhi Bioscience 的噬菌体库的治疗。去除内毒素后，先腹腔注射噬菌体鸡尾酒，然后静脉给药（Schooley et al, 2017）。患者在 48h 内开始明显好转，噬菌体治疗持续了 8 周，245 天后患者完全康复并被送回家（Schooley et al, 2017）。

五、噬菌体治疗在医疗实践中的应用

在第二次世界大战期间，大量的噬菌体被用于医疗实践，Eliava 噬菌体治疗中心创建了噬菌体库。在 20 世纪 80 年代，该研究所生产了大量的噬菌体，正是满足苏联军队对抗痢疾的需求。但在苏联解体后，该生产单位被私有化。尽管如此，他们仍然保持着生产和在国际上的声誉（Abedon et al, 2011）。事实上，这个研究所是那些被多重耐药性细菌攻击的患者的中心。然而，该研究所仍未遵循西方标准方案（Zhvania et al, 2017）。除此之外，还有另一个被放弃的噬菌体治疗中心，Ludwik Hirszfeld 免疫和实验治疗研究所，位于波兰弗罗茨瓦夫。这个研究所主要从事噬菌体及其免疫原性的研究（Międzybrodzki et al, 2017; Borysowski et al, 2017）。根据一项研究，观察到噬菌体治疗没有任何免疫原性反应（Międzybrodzki et al, 2017; Borysowski et al, 2017; Łusiak-Szelachowska et al, 2017）。在此，波兰医生正在使用单噬菌体治疗，而 Eliava 研究所正在继续其对噬菌体鸡尾酒的研究（Lin et al, 2017）。Eliava 药房已经推出了一些噬菌体疫苗，如肠噬菌体，针对肠球菌、假单胞菌、变形杆菌、大肠杆菌和沙门菌；还有针对链球菌、葡萄球菌、假单胞菌和变形杆菌的噬菌体（Lin et al, 2017）。各主要国家已主动开展噬菌体临床试验（表 11-1）。这些药品在格鲁吉亚药房广泛使用，供公众消费。西方国家也采用了这种生物制剂来消除超级细菌的感染，现在在比利时和法国，噬菌体治疗被用于对抗危及生命的感染（Lin et al, 2017）。除此之外，患者肾脏感染和败血症的患者也接受了噬菌体治疗（Jennes et al, 2017）。在伦敦已经进行了一些针对铜绿假单胞菌以控制慢性中耳炎的临床噬菌体试验（Wright et al, 2009）。最大的临床试验"PhagoBurn"包括来自比利时、法国和瑞士的 11 名临床专业人员，他们研究了对抗大肠杆菌和铜绿假单孢菌的噬菌体鸡尾酒。2017 年，在政府的全力支持下，德国启动了噬菌体中治疗计划，以减少由铜绿假单胞菌引起的囊性纤维化或支气管炎/支气管扩张的发生，该临床试验在柏林 Charite 大学医院进行（Lin et al, 2017）。此外，AmpliPhi 已在澳大利亚和美国，引入抗铜绿假单胞菌用于控制局部感染（Fong et al, 2017）。在法国，2015 年进行了一项临床噬菌体试验，用于控制骨和关节的多重耐药金黄色葡萄球菌感染（Markoishvili et al, 2002）。噬菌体治疗中心见表 11-2。

具有溶解周期的噬菌体是一种有效的抗菌药物。目前应用最广泛的溶原性噬菌体是理想的治疗药物，它们属于长尾多角形头的有尾噬菌体目（*Caudovirales*）、短尾的短尾噬菌体科（*Podovirridae*）、长尾可收缩的肌尾噬菌体科（*Myovirridae*）和长尾不可收缩的长尾噬菌体科（*Siphoviridae*）（Kutter et al, 2018）。它们的形态特征表明，尾纤维可以作为其宿主的锚定剂。在生命周期的最后阶段，组装好的噬菌体释放胆碱蛋白，在细胞膜上形成孔，又通过裂解酶在细胞壁上形成一个洞，释放新的噬菌体（Kurzepa et al, 2009），在合适的环境条件下这个过程大约需要半个小时（Kutter et al, 2010）。

表 11-1　临床噬菌体试验及其运行组织

序　号	组织名称	试验编号	试验微生物	参考文献
1	格鲁吉亚第比利斯 Eliava 噬菌体、微生物学和病毒学研究所；瑞士苏黎世 Balgrist 大学医院；格鲁吉亚第比利斯 Tsulukidze 国家泌尿外科中心	NCT03140085	肠球菌属、链球菌属、大肠杆菌、变形杆菌属、铜绿假单胞菌	Leitner et al, 2017

（续表）

序　号	组织名称	试验编号	试验微生物	参考文献
2	法国尼姆大学医学中心，法国罗曼维尔的菲尔希德制药公司	NCT02664740	金黄色葡萄球菌、MSSA、MRSA	Leitner et al, 2017
3	法国蒙彼利埃大学医院	NCT01818206	铜绿假单胞菌	Saussereau et al, 2014
4	波兰科学院	NCT00945087	葡萄球菌、肠球菌、假单胞菌、大肠杆菌、克雷伯菌、变形杆菌、枸橼酸杆菌、不动杆菌、沙雷菌；志贺菌、沙门菌、肠杆菌、寡养单胞菌、伯克霍尔德菌	Międzybrodzki et al, 2012
5	PhagoBurn- 由欧盟委员会领导的 I / II 期临床试验，涉及法国、比利时和瑞士七个国家的 7 个临床站点	NCT02116010	大肠杆菌和铜绿假单胞菌	Servick, 2016; PhagoBurn, 2018
6	瑞士雀巢公司、孟加拉国国际腹泻病研究中心达卡医院	NCT00937274	大肠杆菌（T_4噬菌体）	PhagoBurn, 2018
7	法国巴黎公共医院	NCT03231267	多重耐药肠杆菌	PhagoBurn, 2018
8	美国南佛罗里达大学	NCT01617122	大肠杆菌	PhagoBurn, 2018
9	以色列马卡比医疗保健服务中心	NCT03009903	痤疮丙酸杆菌	PhagoBurn, 2018
10	美国科罗拉多州立大学；美国佐治亚州肯尼所 Deerland Enzymes 公司	NCT03269617	肠道菌	PhagoBurn, 2018
11.	美国国家过敏和传染病研究所	NCT00001540	大肠杆菌	Bernstein et al, 1985
12	美国陆军 AmpliPhi 噬菌体有限公司、美国沃尔特里德陆军研究所临床试验中心	NCT02757755	金黄色葡萄球菌	Bernstein et al, 1985
13	美国西南地区伤口护理中心	NCT00663091	铜绿假单胞菌	Rhoads et al, 2009

改编自 Sybesma et al，2018

序　号	组织名称	国　家
	表 11-2　全球噬菌体治疗中心名称	
1	Eliava 噬菌体治疗中心	格鲁吉亚
2	Ludwik Hirszfeld 免疫和实验治疗研究所	波兰
4	噬菌体治疗中心	德国
5	噬菌体治疗小组	波兰
6	噬菌体国际组织	美国

六、FDA 批准用于减轻人类感染的噬菌体治疗

噬菌体已经成功地控制了人类和动物体内的细菌感染。大量的研究已经开始提倡噬菌体在减轻耐药性细菌感染方面的作用。噬菌体治疗在控制感染方面的影响已经引起了医学协会和一些组织的注意。尽管具有良好的特性和可持续性，但噬菌体治疗尚未被批准作为人类消费的商业产品。然而，在食品和农业中有多种噬菌体可用于控制细菌的生长。除此之外，噬菌体已经被从人类的角度进行了探索，如药代动力学、宿主范围、不良反应、疗效和持久性等。在 2018 年 2 月，噬菌体治疗被批准用于控制人类的细菌感染。FDA 已经批准在纽约市西奈山医院进行一项新的半期临床试验，测试新的噬菌体治疗克罗恩病的方法以测试克罗恩病的新型噬菌体治疗方法，这将是 FDA 批准的首批研究性新药（IND）申请之一，也是首次批准针对人类细菌感染的噬菌体治疗（Mastroianni, 2018）。它还首次被批准用于治疗通常与克罗恩病感染有关的黏附性侵袭性大肠杆菌（AIEC）病。这种 IBD 攻击噬菌体是由 Alexander Sulakvelidze 开发的，他是 Intralytix 与 Ferring Pharmaceuticals 公司的执行副总裁兼首席科学家。

七、噬菌体治疗的局限性

与抗生素相比，噬菌体治疗有几个优势，即噬菌体具有特异性，自我复制速度快，对正常菌群的损害最小，并能有效杀死耐药和药物敏感细菌。然而，噬菌体治疗存在许多局限性，如某些噬菌体对宿主的吸附有困难，需要二级受体进行吸附（Nilsson, 2014）。较长的潜伏期、较小的暴发规模和频繁的溶原化能力使其在临床应用中不太可行（Nilsson, 2014）。相反，噬菌体的溶原性倾向可能是抗生素耐药基因在宿主之间传播的原因。除此之外，由于细菌之间的差异，尽管一些噬菌体的宿主范围更广，但也不可能扩大病原体的覆盖范围。噬菌体耐药性细菌的出现也是医生严重关切的，他们在其实践中实施

了噬菌体治疗。噬菌体的药理特征，如体积大、疗效好和毒性变化等与药效学密切相关，是噬菌体治疗的主要关注点。有时，当静脉注射噬菌体时，免疫反应可能会被激活，它们可以有效地增强先天和适应性免疫系统。此外，已经观察到噬菌体可以增加 IgG 和 IgM 抗体的水平，从而提高随后免疫反应水平（Biswas et al, 2002）。最重要的是，当大量细菌被溶解时，就有频繁释放大量毒素的风险。

参考文献

[1] Abedon ST, Kuhl SJ, Blasdel BG, Kutter EM (2011) Phage treatment of human infections. Bacteriophage 1(2):66-85

[2] Bernstein LJ, Ochs HD, Wedgwood RJ, Rubinstein A (1985) Defective humoral immunity in pediatric acquired immune deficiency syndrome. J Pediatr 107(3):352-357

[3] Biswas B, Adhya S, Washart P, Paul B, Trostel AN, Powell B, Carlton R, Merril CR (2002) Bacteriophage therapy rescues mice bacteremic from a clinical isolate of vancomycin-resistant Enterococcus faecium. Infect Immun 70(1):204-210

[4] Bordet J (1925) Le problème de l'autolyse microbienne transmissible ou du bacteriophage. Ann Inst Pasteur 39:711-763

[5] Borysowski J, Międzybrodzki R, Wierzbicki P, Kłosowska D, Korczak-Kowalska G, Weber Dąbrowska B, Górski A (2017) A3R phage and Staphylococcus aureus lysate do not induce neutrophil degranulation. Viruses 9(2):36

[6] Bruttin A, Brüssow H (2005) Human volunteers receiving Escherichia coli phage T4 orally: a safety test of phage therapy. Antimicrob Agents Chemother 49(7):2874-2878

[7] Cairns BJ, Timms AR, Jansen VA, Connerton IF, Payne RJ (2009) Quantitative models of in vitro bacteriophage-host dynamics and their application to phage therapy. PLoS Pathog 5(1):e1000253

[8] Centers for Disease Control (2017) Antibiotic resistance: the global threat. 2015; Accessed Mar 29, 2017. Available from: https://www.cdc.gov/drugresistance/pdf/antibiotic_resistant_fs.pdf

[9] Centers for Disease Control and Prevention (2013) Vital signs: carbapenem-resistant Enterobacteriaceae. MMWR Morb Mortal Wkly Rep 62:165-170

[10] d'Herelle F (1917) Sur un microbe invisible antagoniste des bacilles dysentériques. CR Acad Sci Paris 165:373-375

[11] d'Herelle F (1931) Bacteriophage as a treatment in acute medical and surgical infections. Bull N Y Acad Med 7(5):329-348

[12] Espy MJ, Uhl JR, Sloan LM, Buckwalter SP, Jones MF, Vetter EA, Yao JDC, Wengenack NL, Rosenblatt JE, Cockerill F3, Smith TF (2006) Real-time PCR in clinical microbiology: applications for routine laboratory testing. Clin Microbiol Rev 19(1):165-256

[13] Fong SA, Drilling A, Morales S, Cornet ME, Woodworth BA, Fokkens WJ, Psaltis AJ, Vreugde S, Wormald PJ (2017) Activity of bacteriophages in removing biofilms of Pseudomonas aeruginosa isolates from chronic rhinosinusitis patients. Front Cell Infect Microbiol 7:418

[14] Frieden T (2013) Antibiotics resistance threats in the United States. CDC Publishing Web. http:// www.cdc.gov/drugresistance/threat-report-2013/pdf/ar-threats-2013-508.pdf. Accessed 23 April 2013

[15] Hankin EH (1896) L'action bactericide des eaux de la Jumna et du Gange sur le vibrion du cholera. Ann Inst Pasteur 10(5):ll

[16] Harper DR, Enright MC (2011) Bacteriophages for the treatment of Pseudomonas aeruginosa infections. J Appl Microbiol 111(1):1-7

[17] Hawkins C, Harper D, Burch D, Änggård E, Soothill J (2010) Topical treatment of Pseudomonas aeruginosa

otitis of dogs with a bacteriophage mixture: a before/after clinical trial. Vet Microbiol 146(3-4):309-313

[18] Hughes JM (2011) Preserving the lifesaving power of antimicrobial agents. JAMA 305(10):1027-1028

[19] Husler T (2006) Viruses vs. superbugs: a solution to the antibiotics crisis? Palgrave Macmillan, London

[20] Jennes S, Merabishvili M, Soentjens P, Pang KW, Rose T, Keersebilck E, Soete O, François PM, Teodorescu S, Verween G, Verbeken G (2017) Use of bacteriophages in the treatment of colistin-only-sensitive Pseudomonas aeruginosa septicaemia in a patient with acute kidney injury—a case report. Crit Care 21(1):129

[21] Keen EC (2012) Phage therapy: concept to cure. Front Microbiol 3:238

[22] Kropinski AM (2006) Phage therapy - everything old is new again. Can J Infect Dis Med Microbiol 17(5):297-306

[23] Kurzępa A, Dąbrowska K, Skaradziński G, Górski A (2009) Bacteriophage interactions with phagocytes and their potential significance in experimental therapy. Clin Exp Med 9(2):93

[24] Kutateladze M, Adamia R (2010) Bacteriophages as potential new therapeutics to replace or sup plement antibiotics. Trends Biotechnol 28(12):591-595

[25] Kutter E, De Vos D, Gvasalia G, Alavidze Z, Gogokhia L, Kuhl S, Abedon ST (2010) Phage therapy in clinical practice: treatment of human infections. Curr Pharm Biotechnol 11(1):69-86

[26] Kutter E, Bryan D, Ray G, Brewster E, Blasdel B, Guttman B (2018) From host to phage metabolism: hot tales of phage T4's takeover of E. coli. Viruses 10(7):387

[27] Larckum N (1932) Bacteriophage in clinical medicine. J Lab Clin Med 17:675

[28] Leitner L, Sybesma W, Chanishvili N, Goderdzishvili M, Chkhotua A, Ujmajuridze A, Schneider MP, Sartori A, Mehnert U, Bachmann LM, Kessler TM (2017) Bacteriophages for treating urinary tract infections in patients undergoing transurethral resection of the prostate: a randomized, placebo-controlled, double-blind clinical trial. BMC Urol 17(1):90

[29] Lin DM, Koskella B, Lin HC (2017) Phage therapy: an alternative to antibiotics in the age of multi-drug resistance. World J Gastrointest Pharmacol Ther 8(3):162

[30] Lu TK, Koeris MS (2011) The next generation of bacteriophage therapy. Curr Opin Microbiol 14(5):524-531

[31] Łusiak-Szelachowska M, Żaczek M, Weber-Dąbrowska B, Międzybrodzki R, Letkiewicz S, Fortuna W, Rogóż P, Szufnarowski K, Jończyk-Matysiak E, Olchawa E, Walaszek KM (2017) Antiphage activity of sera during phage therapy in relation to its outcome. Future Microbiol 12(2):109-117

[32] Markoishvili K, Tsitlanadze G, Katsarava R, Glenn J, Morris MD Jr, Sulakvelidze A (2002) A novel sustained-release matrix based on biodegradable poly (ester amide) s and impregnated with bacteriophages and an antibiotic shows promise in management of infected venous stasis ulcers and other poorly healing wounds. Int J Dermatol 41(7):453-458

[33] Mastroianni B. (2018). https://www.everydayhealth.com/crohns-disease/treatment/fda-clears clinical-studies-new-bacteriophage-treatment-crohns-disease/. Accessed on 31st Dec 2018

[34] Matsuzaki S, Rashel M, Uchiyama J, Sakurai S, Ujihara T, Kuroda M, Ikeuchi M, Tani T, Fujieda M, Wakiguchi H, Imai S (2005) Bacteriophage therapy: a revitalized therapy against bacterial infectious diseases. J Infect Chemother 11(5):211-219

[35] Merril CR, Scholl D, Adhya SL (2003) The prospect for bacteriophage therapy in Western medicine. Nat Rev Drug Discov 2(6):489

[36] Międzybrodzki R, Borysowski J, Weber-Dąbrowska B, Fortuna W, Letkiewicz S, Szufnarowski K, Pawełczyk Z, Rogóż P, Kłak M, Wojtasik E (2012) Chapter 3-Clinical aspects of phage therapy. In: Łobocka M, Szybalski W (eds) Advances in virus research, vol 83. Academic, Cambridge, MA, pp 73-121

[37] Międzybrodzki R, Borysowski J, Kłak M, Jończyk-Matysiak E, Obmińska-Mrukowicz B, Suszko Pawłowska A, Bubak B, Weber-Dąbrowska B, Górski A (2017) In vivo studies on the influence of bacteriophage preparations on the autoimmune inflammatory process. Biomed Res Int 2017:3612015

[38] Mohaidat QI, Sheikh K, Palchaudhuri S, Rehse SJ (2012) Pathogen identification with laser-induced breakdown spectroscopy: the effect of bacterial and biofluid specimen contamination. Appl Opt 51(7):B99-B107

[39] Myelnikov D (2018) An alternative cure: the adoption and survival of bacteriophage therapy in the USSR, 1922-1955. J Hist Med Allied Sci 73(4):385-411. https://doi.org/10.1093/jhmas/jry024

[40] Nathan C, Goldberg FM (2005) The profit problem in antibiotic R&D. Nat Rev Drug Discov 4(11):887

[41] Orlova EV (March 14th 2012). Bacteriophages and their structural organisation, Bacteriophages, Ipek Kurtboke, IntechOpen, https://doi.org/10.5772/34642

[42] Nilsson AS (2014) Phage therapy—constraints and possibilities. Ups J Med Sci 119(2):192-198

[43] PhagoBurn (2018) Evaluation of Phage Therapy for the Treatment of Escherichia coli and Pseudomonas aeruginosa Burn Wound Infections. Accessed 18 Apr 2018. Available online: http://www.phagoburn.eu/

[44] Rhoads DD, Wolcott RD, Kuskowski MA, Wolcott BM, Ward LS, Sulakvelidze A (2009) Bacteriophage therapy of venous leg ulcers in humans: results of a phase I safety trial. J Wound Care 18(6):237-243

[45] Rhoads DD, Wolcott RD, Sun Y, Dowd SE (2012) Comparison of culture and molecular identification of bacteria in chronic wounds. Int J Mol Sci 13(3):2535-2550

[46] Ruska H (1940) Die Sichtbarmachung der bakteriophagen lyse im übermikroskop. Naturwissenschaften 28(3):45-46

[47] Sankaran N (2010) The bacteriophage, its role in immunology: how Macfarlane Burnet's phage research shaped his scientific style. Stud Hist Philos Sci C: Stud Hist Philos Biol Biomed Sci 41(4):367-375

[48] Saussereau E, Vachier I, Chiron R, Godbert B, Sermet I, Dufour N, Pirnay JP, De Vos D, Carrié F, Molinari N, Debarbieux L (2014) Effectiveness of bacteriophages in the sputum of cystic fibrosis patients. Clin Microbiol Infect 20(12):O983-O990

[49] Schooley RT, Biswas B, Gill JJ, Hernandez-Morales A, Lancaster J, Lessor L, Barr JJ, Reed SL, Rohwer F, Benler S, Segall AM (2017) Development and use of personalized bacteriophage-based therapeutic cocktails to treat a patient with a disseminated resistant Acinetobacter baumannii infection. Antimicrob Agents Chemother 61(10):e00954-e00917

[50] Servick, Kelly. "Beleaguered phage therapy trial presses on." (2016): 1506-1506.

[51] Slopek S, Weber-Dabrowska B, Dabrowski M, Kucharewicz-Krukowska A (1987) Results of bacteriophage treatment of suppurative bacterial infections in the years 1981-1986. Arch Immunol Ther Exp 35(5):569-583

[52] Smith HW, Huggins MB (1982) Successful treatment of experimental Escherichia coli infections in mice using phage: its general superiority over antibiotics. Microbiology 128(2):307-318

[53] Smith HW, Huggins MB (1983) Effectiveness of phages in treating experimental Escherichia coli diarrhoea in calves, piglets and lambs. Microbiology 129(8):2659-2675

[54] Smith HW, Huggins MB, Shaw KM (1987) The control of experimental Escherichia coli diarrhoea in calves by means of bacteriophages. Microbiology 133(5):1111-1126

[55] Stone R (2002) Bacteriophage therapy. Stalin's forgotten cure. Science 298:728-731

[56] Sulakvelidze A, Alavidze Z, Morris JG (2001) Bacteriophage therapy. Antimicrob Agents Chemother 45(3):649-659

[57] Sybesma W, Rohde C, Bardy P, Pirnay JP, Cooper I, Caplin J, Chanishvili N, Coffey A, De Vos D, Scholz AH, McCallin S (2018) Silk route to the acceptance and re-implementation of bacteriophage therapy—part II. Antibiotics 7(2):35

[58] Twort FW (1915) An investigation on the nature of ultra-microscopic viruses. Lancet 186(4814):1241-1243

[59] United Nations (2017) PRESS RELEASE: high-level meeting on antimicrobial resistance. 2016; Accessed Mar 29, 2017. Available from: http://www.un.org/pga/71/2016/09/21/ press-release-hlmeeting-on-antimicrobial-resistance/

[60] World Health Organization (2017) Antibiotic resistance - a threat to global health security. 2013. Accessed Mar 29. Available from: http://www.who.int/drugresistance/activities/ wha66_side_event/en

[61] Wright A, Hawkins CH, Änggård EE, Harper DR (2009) A controlled clinical trial of a therapeutic bacteriophage preparation in chronic otitis due to antibiotic-resistant Pseudomonas aeruginosa; a preliminary report of efficacy. Clin Otolaryngol 34(4):349-357

[62] Yoshikawa TT (2002) Antimicrobial resistance and aging: beginning of the end of the antibiotic era? J Am Geriatr Soc 50:226-229

[63] Zhvania P, Hoyle NS, Nadareishvili L, Nizharadze D, Kutateladze M (2017) Phage therapy in a 16-year-old boy with Netherton syndrome. Front Med (4):94

第 12 章　CRISPR 在逆转耐药性中的作用及其前景与设想

CRISPR: Their Role in Reversal of Drug Resistance and Future Prospect and Scenario

摘　要

微生物生活在地球上，与其他生物体极其和谐。它们对地球上的生命至关重要；但也会导致动物和人类的严重疾病，多种耐药性细菌就是其中之一。有一些致病菌，如大肠杆菌、克雷伯菌和铜绿假单胞菌，已经进化出对碳青霉烯类和黏菌素等药物的耐药性，现在它们已经在亚洲、欧洲和其他大陆传播。事实上，目前还没有一种新药可以挑战它们。成簇规律间隔短回文重复序列（clustered regulatory interspaced short palindromic repeat，CRISPR）是一种新兴的基因编辑分子工具，已被许多生物学家用于原核生物和真核生物基因组的编辑。现在，它已经被用来编辑来自细菌中的抗生素抗性基因。这是一种精确的基因编辑工具，可以从 DNA 中切除一个特定的基因。CRISPR 机制是一种高度先进、适应性强的天然抗性机制，可使细菌对质粒、噬菌体和转座子等外源遗传元件产生免疫。因此，这种机制被设计用于对抗耐药载体基因。

一、为什么会出现 CRISPR

细菌通过获得细胞和分子水平上的各种适应机制，在地球上存活了数百万年。细菌在分子水平上的适应经历了各种变化，它们获得了多个功能基因来应对具有挑战性的环境。噬菌体在自然界中无处不在，它们通过利用细菌细胞进行自身繁殖而生存下来。噬菌体与细菌的相互作用对于这些微生物的进化和生态也是必不可少的。众所周知，噬菌体可以通过溶原性和假溶原性改变细菌细胞（宿主），但它们也是宿主的专性杀手（Abedon, 2012; Bohannan and Lenski, 2000; Buckling and Rainey, 2002; Canchaya et al, 2003; Clokie et al, 2011; Joo et al, 2006; Koskella and Brockhurst, 2014; Kidambi et al, 1994）。然而，细菌已经进化出了多种抑制噬菌体的机制，如阻断吸附和抑制噬菌体遗传物质的注射。但这些机制存在一些错误，不允许细菌获得对噬菌体的完全耐药性（图12-1）。细菌被认为是地球上最成功的生物体，因为它们已经适应和挑战了环境。在过去的几十年里，CRISPR 得到了广泛的探索。在本章中，我们描述了参与噬菌体耐药性的 CRISPR 机制。

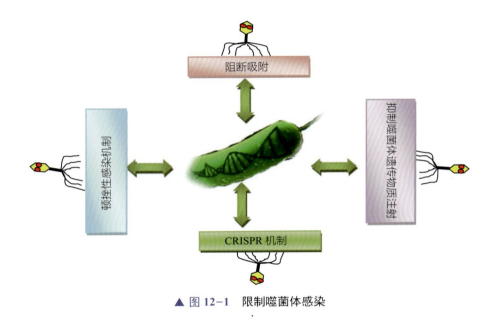

▲ 图12-1　限制噬菌体感染

二、一种精确的分子工具的发现与发展

　　CRISPR 是细菌对噬菌体、质粒和转座子的一种适应性免疫反应（Makarova et al, 2011）。CRISPR 首先在大肠杆菌中被发现，后来在其他细菌和古细菌中被发现（Ishino et al, 1987）。"CRISPR"一词是由 Jansen 等（2002）创造的。研究的基因组序列数据表明，CRISPR 存在于约48%的细菌和80%的古细菌中，主要存在于染色体上，但也存在于质粒上（Grissa et al, 2007; Rath et al, 2015）。CRISPR 系统通过外源遗传元件的适应、表达和干扰来发挥作用（Horvath and Barrangou, 2010）。CRISPR 是由间隔区（外源核酸）序列分隔的短重复序列阵列。这些间隔区表现出抗病毒特性。CRISPR 可以由染色体和质粒介导。

　　CRISPR 阵列需要一组 Cas 蛋白来发挥作用，整个组装被称为 CRISPR/Cas 系统。它是通用的，具有模块化的架构，还能调节宿主细胞。根据现有信息，CRISPR/Cas 系统在宿主和病毒中共同进化以获得免疫（Van der Oost et al, 2009）。获得性遗传物质的遗传信息反映了 Lamarckian 式的进化模式（Koonin and Wolf, 2009）。cas 基因的快速进化、它们的功能，以及 CRISPR/Cas 系统结构的惊人变异性，为 Cas 蛋白的分类注释带来了巨大的挑战。

由于 *Cas* 基因的变异，细菌和古细菌的功能也有所不同。因此，根据 *Cas* 基因，将 CRISPR/Cas 系统分为以下六种类型（Makarova et al, 2015）。

三、Ⅰ型 CRISPR/Cas 系统

Ⅰ型 CRISPR/Cas 系统有两个通用蛋白，即 Cas1 和 Cas2，它们是获得间隔区和适应性所必需的（Yosef et al, 2012）。Cas1 蛋白包含各种类型的 RNA 识别基序（RRM），它具有聚合酶活性（Koonin and Makarova, 2013）。RRM 结构域也存在于 Cas2 蛋白中，并赋予核糖核酸酶活性。Cas3 是该系统的标志性蛋白，通过其核酸酶 / 解旋酶活性协助 Ⅰ 型系统（图 12-2）。除了这些 Cas 蛋白，Ⅰ 型系统通过用于抗病毒防御的 CRISPR 相关复合物（CRISPR associated complex for antiviral defense, CASCADE）完成的，该复合物包括 6 个亚型（Ⅰ A 型 至 Ⅰ F 型）（Richter et al, 2012; Haurwitz et al, 2010; Sternberg et al, 2012; Wiedenheft et al, 2012）。该组的特征成员包括 Ⅰ B 型的 Cas6b（Richter et al, 2012）、Ⅰ C 型的 Cas5d（Nam et al, 2012）、Ⅰ E 型的 Cas6c（Brouns et al, 2008; Sashital et al, 2012; Gesner et al, 2011）和 Ⅰ F 型 Cas6F（Haurwitz et al, 2010）。CASCADE 在对外源核酸的干扰中起着重要作用（Brouns et al, 2008），它含有一种特殊的 crRNA，可以识别外源核酸并与适当的靶点结合（Richter et al, 2012）。此外，CASCADE 通过弯曲 DNA 结构为 Cas3 蛋白的结合提供了空间（Howard et al, 2011; Beloglazova et al, 2011; Sinkunas et al, 2011; Westra et al, 2012）。Cas1、Cas3 和 CASCADE 复合物是将 pre-crRNA 转化为成熟 crRNA 所必需的（图 12-2）。CASCADE 还参与入侵 DNA 上 PAM（原间隔与邻近基序）的识别，触发 R- 环形成，导致 Cas3 的 DNA 降解（Cass et al, 2015）。Cass 等（2015）认为，Cas8 是识别 PAM 序列必不可少的 CASCADE 成分。在古细菌沃氏嗜盐富饶菌（*Haloferax volcanii*, Hvo）和热自养甲烷嗜热杆菌（*Methanothermobacter thermautotrophicus*, Mth）中进行分析，发现 Cas8 是 Ⅰ B 型 CRISPR 系统的同源形式（Cass et al, 2015）。Cas8 是 Hvo 中必不可少的蛋白，从 Mth 中纯化用于 CRISPR 干扰。它与 Cas5-Cas7-crRNA 复合物相互作用，并刺激与含有底物的 PAM 结合（Cass et al, 2015）。这些成分对于细菌抵抗外来核酸的免疫是必不可少的。Cas6 是 pre-crRNA 转录本加工所必需的，该转录本在保守位置切割重复序列（Brouns et al, 2008; Carte et al, 2008; Charpentier et al, 2015）。与 CASCADE 结合的加工 crRNA 在引导复合物到达互补靶标 DNA 方面发挥了关键作用（Charpentier et al, 2015）。

Cas7 与 Cas5a 形成稳定的复合物（Lintner et al, 2011），并与硫磺矿硫化叶菌蛋白中的 Cas5a、Cas6、Cas5 和 Cas7（Cas2）共纯化。它在 crRNA 的结合中起着至关重要的作用（Lintner et al, 2011; Wiedenhef et al, 2011; Jackson et al, 2014; Mulepati et al, 2014）。

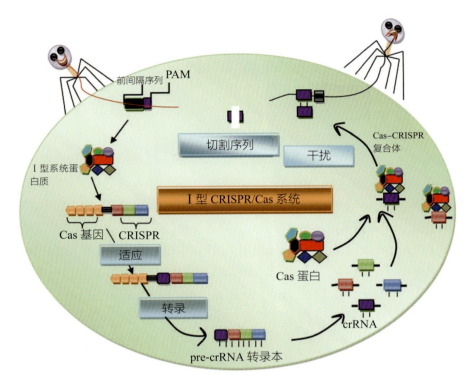

▲ 图 12-2　细菌 I 型 CRISPR/Cas 系统

四、Ⅱ型 CRISPR/Cas 系统

Cas9 蛋白是Ⅱ型 CRISPR/Cas 系统的核心。它是一种大型多功能蛋白，其结构由 Beloglazova 等（2011）、Chylinski 等（2013）和 Jinek 等（2014）鉴定。Ⅱ型系统中的间隔区获取依赖于 Cas1、Cas2、Csn2 和 Cas9。Cas1 和 Cas2 存在于所有三种类型的 CRISPR 系统中，而 Csn2 和 Cas9 是Ⅱ型系统的特征蛋白（Makarova et al, 2011; Riordan et al, 2015; Heler et al, 2015）。带有 RNAse Ⅲ 的 Cas9 将 pre-crRNA 转录本加工成成熟的 crRNA（图 12-3）（Deltcheva et al, 2011）。除了处理 pre-crRNA 转录本外，Cas9 还作为唯一的内切酶，是在Ⅱ型 CRISPR 系统中引入 DSB（双链断裂）所必需的（Riordan et al, 2015）。Cas9 与 crRNA 和 tracrRNA 形成复合物后被引导到其靶标序列。tracrRNA 与 crRNA 的复合物形成对于 Cas9:crRNA 相互作用和目标 DNA 序列的识别至关重要（Deltcheva et al, 2011）。Cas9 介导的裂解依赖于目标 DNA 中原间隔与相邻基序（PAM）的存在（Heler et al, 2015）。SpCas9 从化脓性链球菌中分离出来（Cong et al, 2013），最常用于基因组工程目的（Cong et al, 2013）。它的流行主要是基于其较短的 PAM 识别序列 5′-NGG-3′，或者频率较低的 5′-NAG-3′（Jiang et al, 2013）。除 SpCas9 外，NmCas9 和 SaCas9 也分别从脑膜炎奈瑟菌和金黄色葡萄球菌等其他细菌中分离出来，用于 CRISPR 基因组工程。由于体积小，

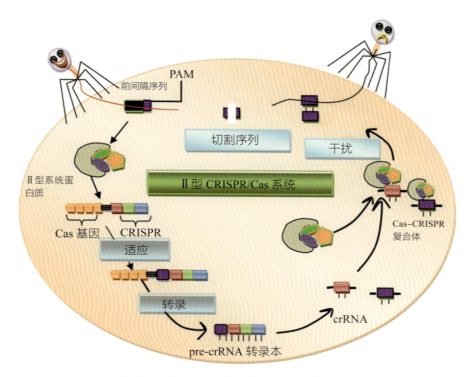

▲ 图 12-3　Ⅱ型 **CRISPR/Cas** 系统工作机制

SaCas9 比 spCas9 更适合于病毒传递；因此，它对体内工作更有利（Ran et al, 2015）。PAM
位点必须位于 DNA 中原间隔序列的 3′ 处，才能被 Cas9 中的 PAM 结合域正确识别（Gasiunas
et al, 2012; Sternberg et al, 2014）。Cas9 包含两个裂解结构域，HNH 和 RuvC，每个结构域
负责裂解一条 DNA 链。

五、Ⅲ型 CRISPR/Cas 系统

Ⅲ型 CRISPR/Cas 系统同时存在于细菌和古细菌中（Makarova et al, 2011）。该系统最
初在古细菌激烈火球菌（ⅢB 型）中进行研究（Carte et al, 2010; Hale et al, 2008）。随后，
在革兰阳性致病菌表皮葡萄球菌（ⅢA 型）中进行了研究（Hatoum et al, 2011）。Ⅲ型系统
具有 Cas7 样蛋白，该蛋白通常在ⅢA 型（Rouillon et al, 2013）和Ⅲ-B 型系统中都有表述
（Staals et al, 2013）。Cas7 蛋白与 Csm、Cmr 形成干扰复合体，类似于 Ⅰ型 CASCADE。此外，
我们还发现 crRNA 的合成不仅需要 Cas6，还需要 Cas10（Ⅲ型系统的大亚基）和 Csm4
（ⅢA 型系统的 Cas5 亚基）（图 12-4）。在一些研究中，已经观察到 Csm5 可能是 Csm 复合
体的一个组成部分，参与了 crRNA 的 3′ 加工（Rouillon et al, 2013; Staals et al, 2014）。然
而，尚无证据表明Ⅲ型系统中存在在 PAM。自身和非自身的区分是通过将 crRNA 碱基配对

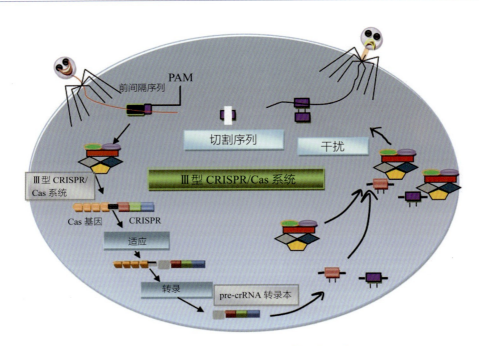

▲ 图 12-4　Ⅲ型 CRISPR/Cas 系统工作机制

扩展到宿主 DNA 的重复区域来实现的，从而导致了自身失活，这与Ⅰ型和Ⅱ型系统使用的 PAM 识别过程完全不同（Rath et al, 2015; Marraffini and Sontheimer, 2010）。

六、Ⅳ型 CRISPR/Cas 系统

Ⅳ型 CRISPR/Cas 系统非常罕见，并且仍未发现很好的特征因子（Barrangou et al, 2015）。该系统的定义与ⅢB型一样，具有 Cas1 和 Cas2 基因，但通常不接近 CRISPR 阵列（Makarova et al, 2015）。此外，它被编码在具有任何可检测 CRISPR 阵列的基因组中。Ⅳ型系统编码由 Csf1、Cas5 和 Cas7 组成的多亚基 crRNA 效应复合物（Makarova et al, 2011）。在这个系统中，Csf1 作为一个特征基因（图 12-5）。除此之外，Ⅳ型系统还包含两种变异型：一种具有解旋酶活性（属于 DinG 家族）（White, 2015）；另一种没有，但可通过编码 α- 螺旋蛋白表现出解旋酶活性（Makarova et al, 2011）。Csf1 在识别和干扰中起着重要作用（图 12-5）。

七、Ⅴ型 CRISPR/Cas 系统

生物信息学分析显示，Ⅴ型 CRISPR/Cas 系统具有一些被称为 Cpf1 的特定类型的蛋白质（Zetsche et al, 2015），这些蛋白质存在于一些细菌和古细菌基因组中（Mohanraju et

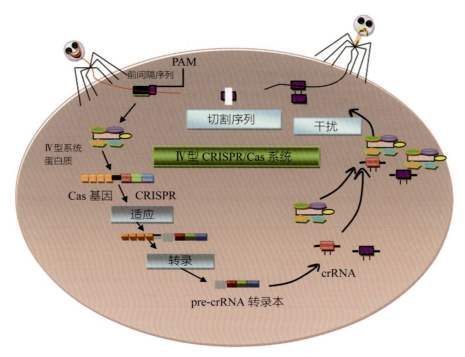

▲ 图 12-5　Ⅳ型 **CRISPR/Cas** 系统工作机制

al, 2016），位于 Cas1、Cas2 和 CRISPR 阵列附近（Yamano et al, 2016）（图 12-6）。Cpf1 是一种含有 RuvC 和 TnpB 蛋白的大蛋白。TnpB 蛋白属于转座子家族；然而，Cpf1 缺乏 HNH 核酸酶结构域（Díez-Villaseñor et al, 2013）。除 *cas1* 和 *cas2* 基因外，一些细菌的 V 型系统中还含有 *cas4* 基因。V 型系统的 Cpf1 类似于 Cas9，表现出多种功能活性。

八、Ⅵ型 CRISPR/Cas 系统

Ⅵ型 CRISPR/Cas 系统包含一个独特的效应蛋白 C2c2 和两个 HEPN 结构域。C2c2 蛋白对沙氏纤毛菌具有保护作用，防止 RNA 噬菌体 MS2 感染（Abudayyeh et al, 2016）。C2c2 被用来程序性切割噬菌体 ssRNA，该 ssRNA 围绕着原间隔区互补的靶标（Abudayyeh et al, 2016）（图 12-7）。C2c2 的靶向性受外源基因组原间隔区位置的影响。显然，Ⅵ系统的 C2c2 也表现出程序性细胞死亡活性，并伴有适应性免疫。

九、CRISPR/Cas 系统的作用机制

间隔子的整合是 CRISPR/Cas 系统的第一步，最终间隔子参与对入侵 DNA 的干扰。有两种类型的间隔子整合：①新间隔子，宿主第一次遇到入侵的 DNA；②主要间隔子，

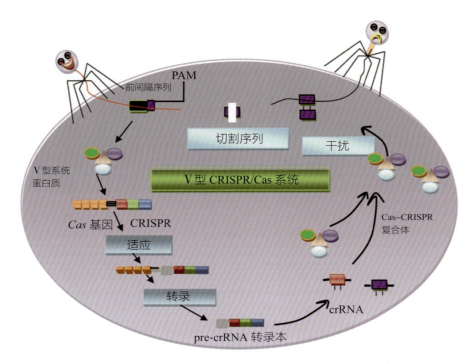

▲ 图 12-6 Ⅴ 型 **CRISPR/Cas** 系统

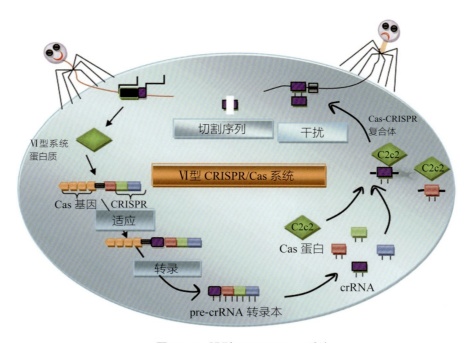

▲ 图 12-7 Ⅵ 型 **CRISPR/Cas** 系统

CRISPR 系统中存在入侵 DNA 的先前记录（Rath et al, 2015）。原间隔子的获取由 Cas1 和 Cas2 两种蛋白完成。此外，还需要其他一些蛋白质，如Ⅱ-A 型中 Cas9、Csn2 和 tracrRNA（Heler et al, 2015; Wei et al, 2015），以及Ⅰ-B 型中的 Cas4（Li et al, 2013）。在前面的步骤中，入侵元件的短 DNA 片段被整合到 CRISPR 阵列的末端（Barrangou et al, 2007; Garneau et al, 2010）。在整合过程中，自身和非自身核酸的识别是由位于原间隔区下游的 PAM 序列完成的，PAM 序列位于原间隔子的下游。在Ⅱ型系统中，PAM 识别由 Cas9 完成，而在Ⅰ型系统 CASCADE 中，Cas1 和 Cas2 参与了识别（Datsenko et al, 2012; Swarts et al, 2012）。

为了整合新的间隔子，需要前导子和一个重复序列（Rath et al, 2015）。前导子的近端重复序列作为创建新重复序列的种子模板（Yosef et al, 2012; Wei et al, 2015），前导子主要指导新间隔子的位置（Barrangou et al, 2007）。根据一次体内研究，没有重复序列的间隔并不能形成适当的结构（Nuñez et al, 2015）。将适应机制与干扰机制以至敏间隔子整合；如果靶向间隔子已经占据了 CRIPSR 阵列，则最终会靶向入侵的核酸。这在大肠杆菌的ⅠE 型系统中首次得到证实（Datsenko et al, 2012），但在其他系统中未见报道。启动机制是不同的，确切的过程尚不清楚。

第二阶段是 CRISPR RNA（crRNA）的生物发生阶段。在这一阶段，CRISPR 被转录，并在 Cas 蛋白的帮助下进一步加工 RNA，形成 CRISPR 核糖核蛋白（crRNP）复合物。处理后的 RNA 包括部分重复序列和间隔序列（Wiedenheft et al, 2011）。在硫化叶菌、大肠杆菌和激烈火球菌中，加工起始发生在前导区（Jinek et al, 2012; Lillestøl et al, 2009; Pul et al, 2010）。加工后形成的长初级转录本称为 pre-crRNA；只有当 CRISPR 具有回文重复序列时，它才富含二级结构（发卡）。

Cas6 用于Ⅰ型和Ⅲ型系统处理 pre-crRNA；然而，ⅠC 型使用 Cas5d（Jore et al, 2012）。在大肠杆菌中，CASCADE 复合体由 Cas6、crRNA、Cse1、两个 Cse2、Cas5e 和 6 个 Cas7 拷贝组成（Nam et al, 2012）。在此，CASCADE 具有海马状结构，该结构的主干由 Cas7 组成（Wiedenheft et al, 2011; Jore et al, 2012）。在那些没有 crRNA 的细胞中也观察到 CASCADE 组装，随后它们被装载 crRNA。Ⅱ型系统处理是由 Cas9 蛋白完成的，尽管其确切作用尚不清楚（Jinek et al, 2012）。在Ⅱ型系统中，已经观察到 crRNA 的修饰是由未知蛋白完成的，而 Cas9 仍然与 crRNA-tracrRNA 结合（Jinek et al, 2012）。

在Ⅰ型系统中，干扰需要 PAM 序列和原间隔子 –crRNA 补体的存在。它作为种子区发挥作用，并被分配到 PAM 附近（Semenova et al, 2009）。PAM 有助于区分自身和非自身核酸。Ⅰ型系统招募了 CASCADE 和辅助蛋白进行干扰。在 CASCADE 中，Cas7 通过将 crRNA 扭结分布在 7 个位点来帮助引导靶标结合，其中错配序列不影响靶标结合与干扰（Fineran et al, 2014; Zhao et al, 2014）。

CASCADE 复合体是识别 PAM 序列和种子区所必需的。为了检测 PAM，除了

CASCADE，还需要一个辅助蛋白 Cse1（Jore et al, 2011; Sashital et al, 2012）。在于 crRNA 结合时，CASCADE 和 DNA 的构象发生改变（Fineran et al, 2014; Westra et al, 2012），这种改变为 Cas3 的招募提供了空间。最终，Cas3 在目标 DNA 中产生缺口，随后目标基因被降解（Westra et al, 2012）；完成后，CASCADE 被解离。

在 Ⅱ 型系统中，干扰仅由 Cas9 蛋白进行。对化脓性链球菌和内氏放线菌 Cas9 的结构分析表明，它有一个单独的靶标识别位点和更多的活性位点。Cas9 将 crRNA-DNA 异源双链核酸分子容纳在其界面带正电荷的凹槽中（Nishimasu et al, 2014; Jinek et al, 2014）。识别叶为 crRNA 和靶标 DNA 的结合提供了空间，而核酸酶叶具有 HNH 和 RuvC 核酸酶结构域，分别参与互补和非互补靶链的切割（Nishimasu et al, 2014）。此外，结构叶改变导致在 crRNA 的帮助下 DNA 底物结合。Cas9 通过与 crRNA 结合而激活（Jinek et al, 2014）。

在 Ⅲ-A 型中，Cmr4 和 Csm 蛋白是外源 DNA 裂解所必需的。在嗜热本西热菌和嗜热链球菌中，Csm 复合体以 RNA 为靶点，而在同时具有 Ⅲ-A 和 Ⅲ-B 系统的嗜热本西热菌中，Csm 和 Cmr 复合体共享 crRNA（Staals et al, 2014）。在冰岛硫化叶菌中，Cmr 复合体以 RNA 和 DNA 为靶点（Peng et al, 2014）。

十、CRISPR/Cas 系统作为复敏分子工具

CRISPR 作为一种分子编辑工具，被广泛用于编辑生物系统中的故障基因。细菌中的抗生素抗性基因造成了严重的疾病，而且没有新的抗生素来控制它们。因此，CRISPR/Cas 系统正被用于挑战这类耐药性细菌。有一些研究报道，利用这种基因工具来恢复细菌的耐药性。在一项研究中，Kim 等（2016）报道了利用 CRISPR/Cas9 系统实现大肠杆菌对 β- 内酰胺类抗生素的复敏化。该系统精确地靶向 OXA 和 CTX-M 序列，使细菌对 β- 内酰胺类抗生素敏感（Kim et al, 2016）。

除此之外，Bikard 等（2013）在 Cas9 的帮助下使多重耐药金黄色葡萄球菌敏感。他们将 rinA、terS 和 terL 基因克隆到质粒上，并将其与反激活 RNA、caspase-9 和 CRISPR RNA 一起指导这一过程。此外，将该质粒与金黄色葡萄球菌一起孵育，观察到它们通过编辑抗性基因恢复了抗性（Bikard et al, 2013）。除此之外，还有另一项发现是，两个 CRISPR/Cas9 系统被用来靶向 MRSA 中的一些 mecA 序列（Wang and Nicholaou, 2017）。通过使用这种分子工具，他们将头孢西丁对金黄色葡萄球菌的耐药性降低了 77%。同样，Altenbuchner（2016）利用 CRISPR 技术研究了枯草芽孢杆菌的致敏作用。他利用 20 个核苷酸间隔序列来定位位于基础位点之间的序列已确定 Cas9 的靶标。通过使用这项技术，他使细菌对卡那霉素致敏（Altenbuchner, 2016）。因此，这些发现表明，使用 CRISPR/Cas 分子工具可以限制耐药性危机。这个系统有一系列不同的途径，通过不同的功能和机制运作。因此，它可以用来使细菌对各种类型的抗生素复敏。

参考文献

[1] Abedon ST (2012) Bacterial 'immunity' against bacteriophages. Bacteriophage 2(1):50-54

[2] Abudayyeh O et al (2016) C2c2 is a single-component programmable RNA-guided RNA-targeting CRISPR effector. Science 353:aaf5573

[3] Altenbuchner J (2016) Editing of the Bacillus subtilis genome by the CRISPR-Cas9 system. In: Applied and environmental microbiology. p AEM-01453

[4] Barrangou R, Fremaux C, Deveau H, Richards M, Boyaval P, Moineau S, Romero DA, Horvath P (2007) CRISPR provides acquired resistance against viruses in prokaryotes. Science 315(5819):1709-1712

[5] Barrangou R, Birmingham A, Wiemann S, Beijersbergen RL, Hornung V, Smith AVB (2015) Advances in CRISPR-Cas9 genome engineering: lessons learned from RNA interference. Nucleic Acids Res 43(7):3407-3419

[6] Beloglazova N, Petit P, Flick R, Brown G, Savchenko A, Yakunin AF (2011) Structure and activity of the Cas3 HD nuclease MJ0384, an effector enzyme of the CRISPR interference. EMBO J 30(22):4616-4627

[7] Bikard D, Jiang W, Samai P, Hochschild A, Zhang F, Marraffini LA (2013) Programmable repression and activation of bacterial gene expression using an engineered CRISPR-Cas system. Nucleic Acids Res 41(15):7429-7437

[8] Bohannan BJ, Lenski RE (2000) The relative importance of competition and predation varies with productivity in a model community. Am Nat 156(4):329-340

[9] Brouns SJ, Jore MM, Lundgren M, Westra ER, Slijkhuis RJ, Snijders AP, Dickman MJ, Makarova KS, Koonin EV, Van Der Oost J (2008) Small CRISPR RNAs guide antiviral defense in prokaryotes. Science 321(5891):960-964

[10] Buckling A, Rainey PB (2002) The role of parasites in sympatric and allopatric host diversification. Nature 420(6915):496

[11] Canchaya C, Fournous G, Chibani-Chennoufi S, Dillmann ML, Brüssow H (2003) Phage as agents of lateral gene transfer. Curr Opin Microbiol 6(4):417-424

[12] Carte J, Wang R, Li H, Terns RM, Terns MP (2008) Cas6 is an endoribonuclease that generates guide RNAs for invader defense in prokaryotes. Genes Dev 22(24):3489-3496

[13] Carte J, Pfister NT, Compton MM, Terns RM, Terns MP (2010) Binding and cleavage of CRISPR RNA by Cas6. RNA 16(11):2181-2188

[14] Cass SD, Haas KA, Stoll B, Alkhnbashi OS, Sharma K, Urlaub H, Backofen R, Marchfelder A, Bolt EL (2015) The role of Cas8 in type I CRISPR interference. Biosci Rep 35(3):e00197

[15] Charpentier E, Richter H, van der Oost J, White MF (2015) Biogenesis pathways of RNA guides in archaeal and bacterial CRISPR-Cas adaptive immunity. FEMS Microbiol Rev 39(3):428-441

[16] Chylinski K, Le Rhun A, Charpentier E (2013) The tracrRNA and Cas9 families of type II CRISPR-Cas immunity systems. RNA Biol 10(5):726-737

[17] Clokie MR, Millard AD, Letarov AV, Heaphy S (2011) Phages in nature. Bacteriophage 1(1):31-45

[18] Cong L, Ran FA, Cox D, Lin S, Barretto R, Habib N, Hsu PD, Wu X, Jiang W, Marraffini LA, Zhang F (2013) Multiplex genome engineering using CRISPR/Cas systems. Science 339(6121):819-823

[19] Datsenko KA, Pougach K, Tikhonov A, Wanner BL, Severinov K, Semenova E (2012) Molecular memory of prior infections activates the CRISPR/Cas adaptive bacterial immunity system. Nat Commun (3):945

[20] Deltcheva E, Chylinski K, Sharma CM, Gonzales K, Chao Y, Pirzada ZA, Eckert MR, Vogel J, Charpentier E (2011) CRISPR RNA maturation by trans-encoded small RNA and host factor RNase III. Nature 471(7340):602

[21] Diez-Villasenor C, Guzmán NM, Almendros C, García-Martínez J, Mojica FJ (2013) CRISPRspacer integration reporter plasmids reveal distinct genuine acquisition specificities among CRISPR-Cas IE variants of Escherichia coli. RNA Biol 10(5):792-802

[22] Fineran PC, Gerritzen MJ, Suárez-Diez M, Künne T, Boekhorst J, van Hijum SA, Staals RH, Brouns SJ (2014) Degenerate target sites mediate rapid primed CRISPR adaptation. Proc Natl Acad Sci 111(16):E1629-E1638

[23] Garneau JE, Dupuis MÈ, Villion M, Romero DA, Barrangou R, Boyaval P, Fremaux C, Horvath P, Magadán AH, Moineau S (2010) The CRISPR/Cas bacterial immune system cleaves bacteriophage and plasmid DNA. Nature 468(7320):67

[24] Gasiunas G, Barrangou R, Horvath P, Siksnys V (2012) Cas9-crRNA ribonucleoprotein complex mediates specific DNA cleavage for adaptive immunity in bacteria. Proc Natl Acad Sci 109(39):E2579-E2586

[25] Gesner EM, Schellenberg MJ, Garside EL, George MM, MacMillan AM (2011) Recognition and maturation of effector RNAs in a CRISPR interference pathway. Nat Struct Mol Biol 18(6):688

[26] Grissa I, Vergnaud G, Pourcel C (2007) The CRISPRdb database and tools to display CRISPRs and to generate dictionaries of spacers and repeats. BMC Bioinforma 8(1):172

[27] Hale C, Kleppe K, Terns RM, Terns MP (2008) Prokaryotic silencing (psi) RNAs in Pyrococcus furiosus. RNA 14(12):2572-2579

[28] Hatoum-Aslan A, Maniv I, Marraffini LA (2011) Mature clustered, regularly interspaced, short palindromic repeats RNA (crRNA) length is measured by a ruler mechanism anchored at the precursor processing site. Proc Natl Acad Sci 108(52):21218-21222

[29] Haurwitz RE, Jinek M, Wiedenheft B, Zhou K, Doudna JA (2010) Sequence-and structure-specific RNA processing by a CRISPR endonuclease. Science 329(5997):1355-1358

[30] Heler R, Samai P, Modell JW, Weiner C, Goldberg GW, Bikard D, Marraffini LA (2015) Cas9 specifies functional viral targets during CRISPR-Cas adaptation. Nature 519(7542):199

[31] Horvath P, Barrangou R (2010) CRISPR/Cas, the immune system of bacteria and archaea. Science 327(5962):167-170

[32] Howard JA, Delmas S, Ivančić-Baće I, Bolt EL (2011) Helicase dissociation and annealing of RNA-DNA hybrids by Escherichia coli Cas3 protein. Biochem J 439(1):85-95

[33] Ishino Y, Shinagawa H, Makino K, Amemura M, Nakata A (1987) Nucleotide sequence of the iap gene, responsible for alkaline phosphatase isozyme conversion in Escherichia coli, and identification of the gene product. J Bacteriol 169(12):5429-5433

[34] Jackson RN, Golden SM, van Erp PB, Carter J, Westra ER, Brouns SJ, van der Oost J, Terwilliger TC, Read RJ, Wiedenheft B (2014) Crystal structure of the CRISPR RNA-guided surveillance complex from Escherichia coli. Science 345(6203):1473-1479

[35] Jansen R, Embden JDV, Gaastra W, Schouls LM (2002) Identification of genes that are associated with DNA repeats in prokaryotes. Mol Microbiol 43(6):1565-1575

[36] Jiang W, Bikard D, Cox D, Zhang F, Marraffini LA (2013) RNA-guided editing of bacterial genomes using CRISPR-Cas systems. Nat Biotechnol 31(3):233

[37] Jinek M, Chylinski K, Fonfara I, Hauer M, Doudna JA, Charpentier E (2012) A programmable dual-RNA-guided DNA endonuclease in adaptive bacterial immunity. Science 337:816-821

[38] Jinek M, Jiang F, Taylor DW, Sternberg SH, Kaya E, Ma E, Anders C, Hauer M, Zhou K, Lin S, Kaplan M (2014) Structures of Cas9 endonucleases reveal RNA-mediated conformational activation. Science 343(6176):1247997

[39] Joo J, Gunny M, Cases M, Hudson P, Albert R, Harvill E (2006) Bacteriophage-mediated competition in Bordetella bacteria. Proc R Soc B Biol Sci 273(1595):1843-1848

[40] Jore MM, Lundgren M, Van Duijn E, Bultema JB, Westra ER, Waghmare SP, Wiedenheft B, Pul Ü, Wurm R, Wagner R, Beijer MR (2011) Structural basis for CRISPR RNA-guided DNA recognition by Cascade. Nat Struct Mol Biol 18(5):529

[41] Jore MM, Brouns SJ, van der Oost J (2012) RNA in defense: CRISPRs protect prokaryotes against mobile genetic elements. Cold Spring Harb Perspect Biol 4(6):a003657

[42] Kidambi SP, Ripp S, Miller RV (1994) Evidence for phage-mediated gene transfer among Pseudomonas aeruginosa strains on the phylloplane. Appl Environ Microbiol 60(2):496-500

[43] Kim JS, Cho DH, Park M, Chung WJ, Shin D, Ko KS, Kweon DH (2016) CRISPR/Cas9-mediated re-sensitization of antibiotic-resistant Escherichia coli harboring extended-spectrum beta-lactamases. J Microbiol Biotechnol 26(2):394-401

[44] Koonin EV, Makarova KS (2013) CRISPR-Cas: evolution of an RNA-based adaptive immunity system in prokaryotes. RNA Biol 10(5):679-686

[45] Koonin EV, Wolf YI (2009) Is evolution Darwinian or/and Lamarckian? Biol Direct 4(1):4

[46] Koskella B, Brockhurst MA (2014) Bacteria-phage coevolution as a driver of ecological and evolutionary processes in microbial communities. FEMS Microbiol Rev 38(5):916-931

[47] Li M, Wang R, Zhao D, Xiang H (2013) Adaptation of the Haloarcula hispanica CRISPR-Cas system to a purified virus strictly requires a priming process. Nucleic Acids Res 42(4):2483-2492

[48] Lillestøl RK, Shah SA, Brügger K, Redder P, Phan H, Christiansen J, Garrett RA (2009) CRISPR families of the crenarchaeal genus Sulfolobus: bidirectional transcription and dynamic properties. Mol Microbiol 72(1):259-272

[49] Lintner NG, Kerou M, Brumfield SK, Graham S, Liu H, Naismith JH, Sdano M, Peng N, She Q, Copié V, Young MJ (2011) Structural and functional characterization of an archaeal clustered regularly interspaced short palindromic repeat (CRISPR)-associated complex for antiviral defense (CASCADE). J Biol Chem 286(24):21643-21656

[50] Makarova KS, Haft DH, Barrangou R, Brouns SJ, Charpentier E, Horvath P, Moineau S, Mojica FJ, Wolf YI, Yakunin AF, Van Der Oost J (2011) Evolution and classification of the CRISPR- Cas systems. Nat Rev Microbiol 9(6):467

[51] Makarova KS, Wolf YI, Alkhnbashi OS, Costa F, Shah SA, Saunders SJ, Barrangou R, Brouns SJ, Charpentier E, Haft DH, Horvath P (2015) An updated evolutionary classification of CRISPR- Cas systems. Nat Rev Microbiol 13(11):722

[52] Marraffini LA, Sontheimer EJ (2010) Self versus non-self discrimination during CRISPR RNA directed immunity. Nature 463(7280):568

[53] Mohanraju P, Makarova KS, Zetsche B, Zhang F, Koonin EV, Van der Oost J (2016) Diverse evolutionary roots and mechanistic variations of the CRISPR-Cas systems. Science 353(6299):aad5147

[54] Mulepati S, Héroux A, Bailey S (2014) Crystal structure of a CRISPR RNA-guided surveillance complex bound to a ssDNA target. Science 345(6203):1479z1484

[55] Nam KH, Haitjema C, Liu X, Ding F, Wang H, DeLisa MP, Ke A (2012) Cas5d protein processes pre-crRNA and assembles into a cascade-like interference complex in subtype IC/Dvulg CRISPR-Cas system. Structure 20(9):1574-1584

[56] Nishimasu H, Ran FA, Hsu PD, Konermann S, Shehata SI, Dohmae N, Ishitani R, Zhang F, Nureki O (2014) Crystal structure of Cas9 in complex with guide RNA and target DNA. Cell 156(5):935-949

[57] Nuñez JK, Lee AS, Engelman A, Doudna JA (2015) Integrase-mediated spacer acquisition during CRISPR-Cas adaptive immunity. Nature 519(7542):193

[58] Peng W, Feng M, Feng X, Liang YX, She Q (2014) An archaeal CRISPR type III-B system exhibiting distinctive RNA targeting features and mediating dual RNA and DNA interference. Nucleic Acids Res 43(1):406-417

[59] Pul Ü, Wurm R, Arslan Z, Geißen R, Hofmann N, Wagner R (2010) Identification and characterization of E. coli CRISPR-cas promoters and their silencing by H-NS. Mol Microbiol 75(6):1495-1512

[60] Ran FA, Cong L, Yan WX, Scott DA, Gootenberg JS, Kriz AJ, Zetsche B, Shalem O, Wu X, Makarova KS, Koonin EV (2015) In vivo genome editing using Staphylococcus aureus Cas9. Nature 520(7546):186

[61] Rath D, Amlinger L, Rath A, Lundgren M (2015) The CRISPR-Cas immune system: biology, mechanisms and applications. Biochimie 117:119-128

[62] Richter C, Chang JT, Fineran PC (2012) Function and regulation of clustered regularly inter-spaced short palindromic repeats (CRISPR)/CRISPR associated (Cas) systems. Viruses 4(10):2291-2311

[63] Riordan SM, Heruth DP, Zhang LQ, Ye SQ (2015) Application of CRISPR/Cas9 for biomedical discoveries. Cell Biosci 5(1):33

[64] Rouillon C, Zhou M, Zhang J, Politis A, Beilsten-Edmands V, Cannone G, Graham S, Robinson CV, Spagnolo L, White MF (2013) Structure of the CRISPR interference complex CSM reveals key similarities with cascade. Mol Cell 52:124-134

[65] Sashital DG, Wiedenheft B, Doudna JA (2012) Mechanism of foreign DNA selection in a bacterial adaptive immune system. Mol Cell 46(5):606-615

[66] Semenova E, Nagornykh M, Pyatnitskiy M, Artamonova II, Severinov K (2009) Analysis of CRISPR system function in plant pathogen Xanthomonas oryzae. FEMS Microbiol Lett 296(1):110-116

[67] Sinkunas T, Gasiunas G, Fremaux C, Barrangou R, Horvath P, Siksnys V (2011) Cas3 is a single-stranded DNA nuclease and ATP-dependent helicase in the CRISPR/Cas immune system. EMBO J 30(7):1335-1342

[68] Staals RH, Agari Y, Maki-Yonekura S, Zhu Y, Taylor DW, van Duijn E, Barendregt A, Vlot M, Koehorst JJ, Sakamoto K et al (2013) Structure and activity of the RNA-targeting type III-B CRISPR-Cas complex of Thermus thermophilus. Mol Cell 52:135-145

[69] Staals RH, Zhu Y, Taylor DW, Kornfeld JE, Sharma K, Barendregt A, Koehorst JJ, Vlot M, Neupane N, Varossieau K, Sakamoto K (2014) RNA targeting by the type III-A CRISPR-Cas Csm complex of Thermus thermophilus. Mol Cell 56(4):518-530

[70] Sternberg SH, Haurwitz RE, Doudna JA (2012) Mechanism of substrate selection by a highly specific CRISPR endoribonuclease. RNA 18(4):661-672

[71] Sternberg SH, Redding S, Jinek M, Greene EC, Doudna JA (2014) DNA interrogation by the CRISPR RNA-guided endonuclease Cas9. Nature 507(7490):62

[72] Swarts DC, Mosterd C, Van Passel MW, Brouns SJ (2012) CRISPR interference directs strand specific spacer acquisition. PLoS One 7(4):e35888

[73] Van der Oost J, Jore MM, Westra ER, Lundgren M, Brouns SJ (2009) CRISPR-based adaptive and heritable immunity in prokaryotes. Trends Biochem Sci 34(8):401-407

[74] Wang K, Nicholaou M (2017) Suppression of antimicrobial resistance in MRSA using CRISPR dCas9. Clin Lab Sci 30(4):207-213

[75] Westra ER, van Erp PB, Künne T, Wong SP, Staals RH, Seegers CL, Bollen S, Jore MM, Semenova E, Severinov K, de Vos WM (2012) CRISPR immunity relies on the consecutive binding and degradation of negatively supercoiled invader DNA by Cascade and Cas3. Mol Cell 46(5):595-605

[76] White MF (2015) Structure, function and evolution of the XPD family of iron-sulfur-containing 5′→3′ DNA helicases. Biochem Soc Trans 37:547-551

[77] Wiedenheft B, van Duijn E, Bultema JB, Waghmare SP, Zhou K, Barendregt A, Westphal W, Heck AJ, Boekema EJ, Dickman MJ, Doudna JA (2011) RNA-guided complex from a bacterial immune system enhances target recognition through seed sequence interactions. Proc Natl Acad Sci 108(25):10092-10097

[78] Wiedenheft B, Sternberg SH, Doudna JA (2012) RNA-guided genetic silencing systems in bacteria and archaea. Nature 482(7385):331

[79] Wei Y, Chesne MT, Terns RM, Terns MP (2015) Sequences spanning the leader-repeat junction mediate CRISPR adaptation to phage in Streptococcus thermophilus. Nucleic Acids Res. https://doi.org/10.1093/nar/gku1407

[80] Yamano T, Nishimasu H, Zetsche B, Hirano H, Slaymaker IM, Li Y, Fedorova I, Nakane T, Makarova KS, Koonin EV, Ishitani R (2016) Crystal structure of Cpf1 in complex with guide RNA and target DNA. Cell 165(4):949-962

[81] Yosef I, Goren MG, Qimron U (2012) Proteins and DNA elements essential for the CRISPR adaptation process in Escherichia coli. Nucleic Acids Res 40(12):5569-5576

[82] Zetsche B, Gootenberg JS, Abudayyeh OO, Slaymaker IM, Makarova KS, Essletzbichler P, Volz SE, Joung J, Van Der Oost J, Regev A, Koonin EV (2015) Cpf1 is a single RNA-guided endo-nuclease of a class 2 CRISPR-Cas system. Cell 163(3):759-771

[83] Zhao P, Zhang Z, Ke H, Yue Y, Xue D (2014) Oligonucleotide-based targeted gene editing in C. elegans via the CRISPR/Cas9 system. Cell Res 24(2):247